VOCÊ
BRILHA
QUANDO
VIVE
SUA
VERDADE

ORGANIZADO POR
**EDUARDO SHINYASHIKI
E KAREEMI**

Adailton Salvatore Meira
Angela Tabata
Antonio Medeiros
Carina Previato
Daniela Bertoldo
Fernando Moulin
José Eduardo Rocha
Magali Amorim
Mara Catarina
Michele Monteiro
Monique Stony
Nadya Becker
Najma Alencar
Patrícia Mosko
Priscilla Herrera
Sabrina Oliveira
Shira
Thiago V Carvalho
Vanessa Sens

VOCÊ BRILHA QUANDO VIVE SUA VERDADE

Transforme sua vulnerabilidade em uma jornada preciosa

Gente
AUTORIDADE

Diretora
Rosely Boschini

Gerente Editorial Sênior
Rosângela de Araujo Pinheiro Barbosa

Editora Júnior
Carolina Forin

Assistente Editorial
Mariá Moritz Tomazoni

Produção Gráfica
Fábio Esteves

**Coordenação Editorial e
Preparação de texto**
Algo Novo Editorial

Projeto Gráfico e Diagramação
Vanessa Lima

Revisão
Wélida Muniz

Capa
Anderson Junqueira

Impressão
Gráfica Terrapack

Copyright © 2023 by Adailton Salvatore Meira, Angela Tabata, Antonio Medeiros, Carina Previato, Daniela Bertoldo, Eduardo Shinyashiki, Fernando Moulin, José Eduardo Rocha, Kareemi, Magali Amorim, Mara Catarina, Michele Monteiro, Monique Stony, Nadya Becker, Najma Alencar, Patrícia Mosko, Priscilla Herrera, Sabrina Oliveira, Shira, Thiago V Carvalho, Vanessa Sens.
Todos os direitos desta edição são reservados à Editora Gente.
Rua Natingui, 379 – Vila Madalena
São Paulo, SP – CEP 05443-000
Telefone: (11) 3670-2500
Site: www.editoragente.com.br
E-mail: gente@editoragente.com.br

CARO(A) LEITOR(A),

Queremos saber sua opinião sobre nossos livros.
Após a leitura, siga-nos no **linkedin.com/company/editora-gente,**
no TikTok **@EditoraGente** e no Instagram **@editoragente**
e visite-nos no site **www.editoragente.com.br.**
Cadastre-se e contribua com sugestões, críticas ou elogios.

Dados Internacionais de Catálogo na Publicação (CIP)
Angélica Ilacqua CRB-8/7057

Você brilha quando vive sua verdade : transforme sua vulnerabilidade em uma jornada preciosa / organizado por Eduardo Shinyashiki, Kareemi. — São Paulo : Autoridade, 2023.
208 p.

ISBN 978-65-88523-87-2

1. Desenvolvimento pessoal I. Shinyashiki, Eduardo II. Kareemi

23-5607	CDD 158.1

Índice para catálogo sistemático:
1. Desenvolvimento pessoal

NOTA DA PUBLISHER

Quantas vezes nos vemos vivendo no automático, seguindo uma maré, infelizes com o dia que nem começou, deixando nosso verdadeiro propósito de lado? E pense no desperdício que isso causa. Você tem uma história única; experiências e crenças que são singulares. Você tem uma mensagem para o mundo, algo a compartilhar que é só seu: a sua verdade.

Imagine o combustível que faz você acordar todos os dias, o alimento da sua alma, a sensação de que o seu dever está sendo cumprido. Isso é a verdade. E mesmo que ela esteja perdida ou aprisionada aí dentro, chegou a hora de colocá-la em ação. Hora de acionar seus pontos fortes e elevá-los ao máximo, de se soltar das amarras do julgamento alheio e tomar as rédeas da sua vida. Hora de brilhar e, assim, inspirar as pessoas que estão ao seu redor a brilharem também.

O caminho para encontrar a sua verdade começa agora. Cada capítulo desta obra é um passo para uma vida completa e feliz, na qual você pode ser você mesmo e, com isso, conquistar seus maiores objetivos. Prepare-se para mergulhar num mar de conhecimento, com especialistas das mais diversas áreas e vivências, todos selecionados a dedo pelos organizadores, Eduardo Shinyashiki e Kareemi.

Seja bem-vindo às histórias de Michele, José Eduardo, Magali, Vanessa, Carina, Patrícia, Najma, Angela, Adailton, Daniela, Fernando, Thiago, Monique, Sabrina, Nadya, Antonio, Mara, Priscilla e Shira. Você não sairá o mesmo deste livro.

Boa leitura!

Rosely Boschini - CEO e Publisher da Editora Gente

A TODOS QUE BUSCAM COM
CORAGEM O CAMINHO DA PRÓPRIA
VERDADE, DA LIBERDADE E DO AMOR
E QUE SE EMOCIONAM COM SUA VIDA,
ÚNICA E PRECIOSA.

SUMÁRIO

Apresentação, Eduardo Shinyashiki e Kareemi.................8

1. **A honra e o prazer de viver a própria verdade,** Eduardo Shinyashiki.................12
2. **Quando a verdade liberta,** Michele Monteiro.................22
3. **Autocompaixão e autorresponsabilidade,** José Eduardo Rocha.................30
4. **O casulo e a borboleta,** Magali Amorim.................38
5. **Do silêncio à voz,** Vanessa Sens.................48
6. **Soltando as nossas amarras,** Carina Previato.................58
7. **A transformação pela natureza,** Patrícia Mosko.................66
8. **A importância de sentir,** Najma Alencar.................76
9. **A preciosa jornada da vida,** Angela Tabata.................86
10. **Refazendo os contratos da vida,** Adailton Salvatore Meira.................94
11. **Mulheres e liderança,** Daniela Bertoldo.................104
12. **O amanhecer do seu verdadeiro propósito,** Fernando Moulin.................114
13. **A grandiosidade que há em você,** Thiago V Carvalho.................128
14. **A mulher e o degrau,** Monique Stony.................136
15. **A verdade e as ideias,** Sabrina Oliveira.................146
16. **A verdade através da arte,** Nadya Becker.................154
17. **Cinco degraus para vencer a autossabotagem,** Antonio Medeiros.................164
18. **Mudar é uma escolha,** Mara Catarina.................174
19. **A mente importa, mas... e o corpo?,** Priscilla Herrera.................182
20. **A verdade e o *kintsugi* como receitas de vida,** Shira.................190
21. **Que opinião importa?,** Kareemi.................200

Conclusão, Eduardo Shinyashiki e Kareemi.................206

APRESENTAÇÃO

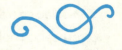

Somos hoje 8 bilhões de habitantes no planeta. Oito bilhões de personalidades, de diferentes modos de ver e viver a vida. Mas apesar de tanta diversidade, ou talvez por causa dela, nem todas as pessoas conhecem o que têm de mais genuíno, aquilo que as diferencia das demais: a sua verdade. Aquilo que alimenta a alma, que se torna o propósito da sua existência.

São diversos os motivos que nos impedem de acessar esse conhecimento fundamental. A educação que recebemos de nossos pais, ou o meio social em que crescemos, muitas vezes não nos propicia a oportunidade de descobrir a nossa verdade. Duvidar de nós mesmos e da nossa capacidade também nos impede disso. Há ainda um mal muito antigo, mas que se tornou onipresente nesses tempos de visibilidade extrema, advindos das redes sociais: o medo do julgamento alheio. Além de tudo isso, alcançar a nossa verdade exige maturidade, experiência, certo tempo de vida. Mas não há dúvidas: ser fiel ao que somos é imprescindível para uma vida completa e feliz.

Conhecer a própria verdade é o início de tudo, o ponto de partida para fazer o que se gosta, viver do jeito que se quer. Quem se conhece verdadeiramente abre os próprios caminhos para a felicidade, para a realização profissional e pessoal. São pessoas que não se deixam enganar, que têm muito claro o que querem e sabem lutar para consegui-lo. Podem se abater em tempos difíceis, mas não desistem de seus sonhos porque sabem que podem realizá-los.

Não se trata de conquistar o impossível, ganhar muito dinheiro ou ser o melhor em tudo. Ser fiel à própria verdade não é uma corrida na qual um vence e outros perdem. Trata-se apenas de viver com honestidade, respeitando a si próprio e de acordo com o que se é. É estar no mundo em plena sintonia com seus valores, sejam eles ter uma vida de sucesso no trabalho ou viver com simplicidade no campo.

Como descobrir a sua verdade? É o que alguns dos maiores nomes da área de desenvolvimento humano vão mostrar neste livro. Aqui, você vai conhecer diferentes técnicas de autoconhecimento, assim como relatos inspiradores de seus criadores. Vai também entender que coisas simples, como a natureza e os animais, podem ajudar no processo de acesso à verdade interior. A arte e toda a sua capacidade de abrir os caminhos para a descoberta de quem somos também são abordadas nesta obra. E até mesmo a alimentação pode contribuir para acelerar esse processo, como você vai descobrir ao longo das próximas páginas.

As mulheres e os empecilhos que elas ainda enfrentam para viver de modo autêntico em nossa sociedade, ainda permeada de machismo, também é o foco de alguns autores e autoras. Todas as mulheres contribuíram imensamente para a evolução da sociedade em que vivemos, e por isso é tão importante que elas se conheçam de verdade.

Cada um a seu jeito, os profissionais convidados para integrar esta obra abrem o coração para os leitores com dicas valiosas para viver com plenitude e irradiar a luz que todos possuímos dentro de nós. Acima de todas as técnicas e fórmulas, este é um livro que fala do amor – aquele de que precisamos e que podemos emanar para o mundo.

Pode parecer difícil conhecer a si próprio, e talvez seja mesmo. Mas se temos uma única vida, por que não viver da melhor forma? Honrar quem somos é o caminho para uma vida plena, uma vida que vale a pena ser vivida, mas isso só é possível quando nos respeitamos e, para tal, precisamos saber quem somos de verdade. Com perseverança e seriedade, isso é possível, como você vai comprovar neste livro.

Nosso planeta precisa do brilho e da luz de cada um de seus habitantes. A solução está dentro, e não fora de nós.

Boa leitura!

Eduardo Shinyashiki e Kareemi

1.
A HONRA E O PRAZER DE VIVER A PRÓPRIA VERDADE

Eduardo Shinyashiki

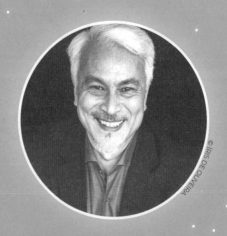

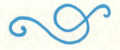

Na linguagem comum, quando falamos de autenticidade, nos referimos à verdade, àquilo que não é artificial nem falso. O termo "autêntico" deriva do grego e significa "autor", "quem age por si mesmo". Refere-se, então, a ser protagonista da própria vida, única e preciosa; à capacidade de tomar decisões conforme o nosso sentir; a escolher a direção da nossa existência, sabendo ao mesmo tempo equilibrar a verdade, a sinceridade consigo mesmo e a dimensão subjetiva – forma pessoal de ver o mundo conforme as próprias experiências, crenças e valores – com a dimensão do convívio com o outro e com o mundo.

Considerando isso, podemos dizer que existem dois obstáculos que bloqueiam o ser humano na expressão de si mesmo e da sua verdade. O primeiro é a falta de autoconhecimento, que leva a pessoa a não se reconhecer e a não saber lidar com as próprias emoções, convicções e paradigmas, a não reconhecer sua unicidade e valor, a não saber o que é realmente importante na vida e que direção tomar para alcançar a realização pessoal. Em meus seminários e palestras, encontro muitos profissionais talentosos e competentes que não se sentem bons e capazes o bastante e não sabem lidar com esse sentimento. Assim, escondem seu brilho, suas ideias e seu carisma simplesmente porque não acreditam em si mesmos. Aliás, no meu livro anterior, *O poder do carisma*,[1]

---

[1] SHINYASHIKI, E. **O poder do carisma**: conquiste e influencie pessoas sendo você mesmo. São Paulo: Gente, 2018.

oriento o leitor na percepção do próprio carisma e poder pessoal e mostro que ter controle sobre essas habilidades pode mudar a vida de todos.

O segundo obstáculo é o medo de não ser aceito, de ser rejeitado, de ser excluído se não se conformar com o que os outros pensam. O medo de não ser amado e respeitado se não atender às expectativas dos outros. Quantas vezes encontrei jovens que, para corresponder aos sonhos dos pais, escolheram uma faculdade que não queriam, sufocando o que realmente sentiam e desejavam? Era por medo de não se encaixarem nos moldes que esperavam deles.

O ser humano cresce e se desenvolve na relação com o outro e com o ambiente. Aprendemos ao observar e imitar os outros, construindo valores, formas de pensar e de ver o mundo e a si mesmo. A relação com o próximo e com o contexto é essencial para o desenvolvimento da criança. Entretanto, precisamos ficar atentos para que esse mecanismo de evolução, inicialmente natural, não se transforme, com o tempo, em aprisionamento e limitação.

O aprisionamento leva a pessoa a reprimir suas emoções, a não expressar seus sentimentos, talentos e qualidades, a colocar máscaras e buscar constantemente a aprovação dos outros. Bloqueia também a criatividade, a iniciativa, a curiosidade, a autorrealização e, especialmente, a aceitação de si mesmo, que é o que nos dá autenticidade e verdade, propiciando, assim, aceitação, respeito e compreensão do outro. A pessoa aprisionada nos moldes do conformismo depende do que os outros pensam para se sentir reconhecida e validada e, dessa forma, a autoestima e o sentimento de autoeficácia se tornam frágeis, levando-a a sentir-se uma "farsa" e a não confiar em si mesma e em seus talentos.

Quando a pessoa não reconhece e não expressa sua originalidade e unicidade, quando não aprendeu a honrar e amar quem ela é, começa a não acreditar na própria força interior, nas suas capacidades, nos próprios sonhos. Com tudo isso, sabota a si mesma.

Ela se sente inadequada, como "inquilina" na própria vida e não protagonista e dona do seu destino, alguém com direito de ocupar o seu espaço no mundo.

Essa dificuldade de sentir que pode fazer a diferença na própria história, que tem força criativa para direcionar e manifestar seus resultados, interfere na hora de estabelecer objetivos. Quando eu não tenho claro quem sou, e vivo com esse sentimento de inadequação, não ouso sonhar fora das convicções e padrões preestabelecidos, não ouso sonhar em termos de possibilidades, e mantenho-me preso a esquemas mentais limitantes e automáticos de "sempre foi assim", "todos fazem desse jeito", "eu não consigo", "eu não posso", perco o sentimento de liberdade e poder pessoal. Em resumo, perco clareza, direção e foco nas decisões e na escolha dos meus objetivos.

Somos continuamente influenciados pelo meio – quando crianças em especial, pois ainda estamos em processo de desenvolvimento intelectual e emocional. A forma como somos recebidos no mundo e as experiências que vivenciamos se tornam a base de nossa jornada e, dependendo de como a criança cresce e do contexto em que é criada – favorável ou não ao seu crescimento – ela poderá viver três experiências desestabilizadoras: o desamor, o desamparo e a desvalorização.

Se a criança não recebe atenção, carinho e amor; se é ignorada e não protegida; se é desvalorizada nas suas capacidades e desqualificada em seus comportamentos e desejos; cresce incorporando programas de incapacidade, medo de errar, vergonha, não merecimento, medo de ser rejeitada, medo do abandono, incapacidade de dizer não, medo de decepcionar os outros. Se essas experiências desestabilizadoras continuarem ao longo do tempo, se consolidam em padrões limitantes que dificultam a plena expressão de si mesma e da própria autenticidade e originalidade. Essas amarras impedem que a criança, e futuramente o adulto, deixe a própria marca no mundo.

Por outro lado, o ser humano possui uma capacidade imensa de mudar, e ela se baseia na neuroplasticidade, que é a capacidade do cérebro de adaptação do sistema nervoso às mudanças que ocorrem na vida. A neurociência nos ensina que o cérebro é continuamente esculpido pelas experiências que vivemos. Isso quer dizer que, como seres humanos, temos a capacidade de, intencionalmente, alterar a estrutura e o funcionamento do cérebro graças às experiências, às vivências e à forma como usamos a mente e os pensamentos.[2] O caminho do autoconhecimento e atenção às emoções permite transformar o seu interior, suas crenças, padrões e condicionamentos, gerando uma mudança profunda na maneira de sentir, agir e viver. Você deve se lembrar de que o impulso para a mudança é dado pela força do **querer** a mudança, pela força de **vontade intencional** do próprio indivíduo.

O nosso cérebro é estruturado para absorver informações novas, elaborá-las e integrá-las, e a plasticidade neural nos permite isso. Precisamos ativar, praticar e manter uma intensidade emocional positiva ao treinar o novo estímulo que queremos fortalecer, pois o que não é utilizado, eventualmente, enfraquece e desaparece.

Podemos refletir sobre três passos cruciais no caminho de fortalecimento de si mesmo e da própria autenticidade.

SENTIR

Perceba suas emoções e entre em sintonia com elas. As emoções dão direção à nossa existência. São fluxos de energia que nos impulsionam a agir, a nos expressar e a nos mover. A palavra "emoção" vem do verbo latim *emovere*, que significa "pôr

---

2 KANDEL, E. R.; SCHWARTZ, J. H.; JESSEL, T. H.; SIEGELBAUM, S. A.; HUDSPETH, A. J. **Princípio de neurociências**. Porto Alegre: AMGH, 2014.

em movimento", e é por meio das emoções que o ser humano se "move" e se "motiva" à ação, a fim de concretizar as infinitas possibilidades na sua vida. Porém, para conhecê-las, precisamos primeiramente senti-las, sem escondê-las debaixo do tapete.

O primeiro passo para praticar uma vida autêntica é prestar atenção e reconhecer suas emoções para aumentar o nível de consciência de si mesmo. Ouça o que acontece dentro de você no dia a dia, nos pequenos gestos, nas relações com os outros, no seu trabalho. Reconecte-se com emoções empoderadoras, como determinação, confiança e coragem; elas também habitam dentro de você. Ative-as ao se lembrar, por exemplo, de momentos em que as sentiu.

AUTOACEITAÇÃO

Aceite você mesmo e siga suas inclinações. Não precisamos ser iguais aos outros para sermos felizes, satisfeitos e realizados. Precisamos ir ao encontro de nós mesmos, da nossa originalidade e autenticidade – que inclui também as limitações. Devemos nos amar cada vez mais. Aceitar quem somos significa fortalecer a autoconfiança e reconhecer, sem medo, as fragilidades e imperfeições que habitam em nós – e, quando necessário, aceitá-las, acolhê-las e transformá-las, pois estamos sempre em evolução, aprendendo, nos transformando e nos aprimorando.

Ser autêntico também significa seguir e cultivar suas paixões e aquilo que faz você feliz e realizado. Dedique parte do seu tempo ao que você mais gosta: ler livros, andar de bicicleta, caminhar, cozinhar, dançar, passar um tempo na natureza etc. Não se deixe em segundo plano. Cuide de si mesmo.

Aproveito este momento para convidar você a participar do seminário on-line "Dono do seu destino", disponível ao acessar o QR Code a seguir. Vamos, juntos, romper com tudo aquilo que o impede de ser você mesmo e de alcançar os resultados que você merece.

GRATIDÃO

Olhe para a sua vida como uma ocasião especial. Ela é única e irrepetível, assim como você. Não há e nunca haverá outra pessoa como você. Todas as suas ações são a expressão da sua originalidade e unicidade. Mantenha dentro de si o sentimento de gratidão por você e pela sua vida.

Sentir gratidão por sermos quem somos e pela nossa vida nos permite modificar internamente a nossa visão do mundo, mudar a perspectiva de vitimismo e lamentações e focalizar as possibilidades e as oportunidades que a vida oferece. Manter uma condição interna de gratidão permite abrir espaço para a felicidade e a valorização de si mesmo e da preciosidade da própria vida.

Em mais de quarenta anos acompanhando pessoas no processo de desenvolvimento humano e de autorrealização, esses três passos se mostraram a chave de desbloqueio que possibilita o caminho da concretização dos próprios objetivos e da manifestação do próprio brilho e originalidade.

De certa forma, todos os seres humanos, em algum momento da existência, se distanciam da sua essência e originalidade; é fisiológico e faz parte do caminho de crescimento e de autoconhecimento. Ninguém nasce se conhecendo; é um processo de descoberta, de amadurecimento e de construção de identidade. No começo, quando criança, somos extremamente vulneráveis ao contexto e às pessoas ao nosso redor. Absorvemos e assumimos os valores e as crenças da família e da cultura do lugar onde nascemos, que pode ser de incentivo à liberdade e expressão da criança ou de restrição e limitação.

Crescendo, nossa consciência amadurece com o pensamento crítico e autônomo que nos ajuda a avaliar se estamos perseguindo objetivos alheios e que não são importantes para nós, se estamos correndo atrás de algo que não está em sintonia com quem somos e com o que queremos. Nos perdemos de nós mesmos quando não nos aceitamos. Quando queremos ser outra pessoa, perdemos força e identidade.

Não desperdice tempo e energia no esforço de aparentar ser quem você não é. Desenvolva seus talentos, suas potencialidades, qualidades, dons; cultive suas paixões e seja grato pelo "mistério" chamado vida, pela oportunidade de expressar e manifestar quem você é, pelas suas escolhas e decisões, por amar e ser amado, por crescer e evoluir. Não importa o quanto tenhamos nos afastado de nós mesmos, é sempre tempo para mudar de rota, reorganizar, ressignificar, redirecionar e reajustar o caminho.

Cada ser humano tem a missão de buscar a própria autenticidade no decorrer da vida. Se essa busca é bloqueada e não flui livremente, a pessoa começa, mais cedo ou mais tarde, a sofrer, a não se sentir bem consigo mesma e com sua vida, a não sentir mais entusiasmo e alegria. Por outro lado, o mal-estar e o sofrimento interior são oportunidades de se questionar e fazer novas escolhas para se devolver e retomar as rédeas da vida, da verdade e da autenticidade.

Lembre-se: cada um possui o seu brilho, seu carisma, sua luz, sua essência. Tomar consciência disso vai lhe permitir viver sua unicidade e trilhar uma jornada de liberdade e autorrealização. Quando você se permitir sentir suas emoções, quando começar a se conhecer melhor, fazer as pazes consigo e reencontrar o caminho para onde estão guardados seus sonhos e desejos mais autênticos, você encontrará o seu centro de força e poder pessoal para ser o autor da própria história.

EDUARDO SHINYASHIKI é neuropsicólogo, presidente do Instituto Eduardo Shinyashiki, palestrante e treinador internacional, mentor, escritor, especialista no desenvolvimento das competências socioemocionais e de liderança. Autor best-seller de *O poder do carisma*, *Viva como você quer viver*, *A vida é um milagre*, *Transforme seus sonhos em vida* e *Cuidar de quem educa*, publicados pela Editora Gente. Além disso, colabora periodicamente com artigos e entrevistas para os mais importantes veículos de comunicação do país.

Contatos
@eduardoshinyashikioficial
Eduardo Shinyashiki

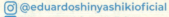

. Ninguém nasce
se conhecendo; é um
processo de descoberta,
de amadurecimento
e de construção
de identidade.

2.
QUANDO A VERDADE LIBERTA

Michele Monteiro

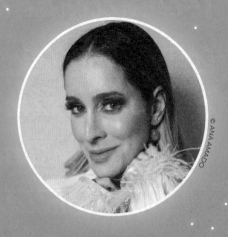

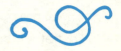

Por muito tempo, não acreditava em mim. Como dermatologista, não tinha coragem de focar o que amava: a dermatologia estética, me tornando concursada pública e credenciada a planos de saúde. Tinha um volume extenuante de pacientes e vivia contando as horas para a sexta-feira chegar.

Segui assim até que ouvi uma frase que fez todo o sentido: nosso propósito está ligado à nossa maior dor. Hoje, eu sei que foi a dor que me levou ao que faço agora, como dermatologista especialista em estética e rejuvenescimento, com o objetivo de levar autoestima ao maior número possível de mulheres para que elas sejam capazes de realizar seus sonhos. A dor, responsável por nos mostrar o que realmente importa, por nos mostrar a nossa verdadeira missão, é o que nos conecta a quem precisa da mesma transformação que nós. E é assim que a mágica acontece!

Eu tive a autoestima muito baixa até o início da idade adulta. Sofri comparações na minha infância, primeiro com minha irmã, depois com amigas, o que me fez acreditar que eu não era capaz nem merecia realizar meus sonhos.

Mesmo com essa insegurança, eu sempre me vi muito determinada, e foi quando descobri que, cuidando da minha imagem, eu ganhava força e autoconfiança para superar os obstáculos que surgiam. Sempre ouvi que a mudança tem que vir de dentro pra fora – e acredito nisso –, mas descobri que o contrário também funciona!

Eu me posicionei como a dermatologista que vive e estuda para tratar a beleza e a autoestima. Enxergar, assumir e conseguir viver a minha verdade me libertou! Amar as segundas-feiras, me energizar com meu trabalho, ter tempo de qualidade com cada mulher que chega até mim... tudo isso me mostrou que, apesar de não curar doenças, eu posso tocar almas e transformar vidas.

Ninguém consegue ter sucesso, realização e felicidade sem estar alinhado com a própria essência. Quando consegue viver a sua verdade, quando se encontra, você diz para o mundo que isso é possível para todas as outras pessoas também. É como se o seu sucesso autorizasse o sucesso de todos, assim o contrário também acontece. Aquele velho clichê de que "se fulano conseguiu, por que eu não conseguiria?" é totalmente verdadeiro, e poder ampliar essa verdade é muito gratificante.

A questão é que, quando definimos a carreira profissional que vamos seguir, geralmente tomamos como base as pessoas que consideramos bem-sucedidas na mesma área. Porém, nas carreiras vistas como tradicionais, a rota seguida pelas gerações anteriores não é, necessariamente, a melhor. Mesmo assim, acabamos triilhando um caminho pré-determinado como se fosse a receita do sucesso, fazemos o que "a maioria fez".

Por mais que estejamos dispostos a refletir sobre as melhores escolhas, somos influenciados pelo coletivo. Esse é um movimento conhecido pela Psicologia como "efeito manada", que se refere à tendência que temos de seguir um grupo. Na medicina não é diferente. A grande maioria dos médicos acaba se credenciando a convênios e fazendo concursos públicos para garantir uma agenda cheia e um futuro seguro. Muitos seguem um modelo que trata a doença e não o indivíduo; que remedia o sintoma, mas não gera saúde. Um modelo que gera descontentamento para ambos os lados, tanto do médico quanto do paciente.

Quando validamos somente as escolhas dos outros, acreditando que são as corretas, nos impedimos de fazer o que realmente faz sentido para a nossa vida, como se trilhar uma nova rota nos fizesse errados ou até piores. Quando nos deixamos levar pelo modelo já definido, e não seguimos o nosso propósito, a nossa missão, pode nos faltar entusiasmo e energia, e acabamos sendo tomados pelo vazio e pela frustração. Em resumo, acabamos vivendo no modo automático.

Muitas vezes, para encontrar o porquê de fazer o que fazemos na vida, precisamos parar, nos questionar e mergulhar profundamente em nós mesmos, conhecendo quem de fato somos e o que realmente queremos. Só com o autoconhecimento temos a coragem de deixar o que é conhecido e aparentemente seguro para focar a direção desejada. Encontrar aquilo que nos move, que nos faz feliz, que nos realiza, que faz as coisas ganharem sentido... isso torna o caminho mais leve.

Talvez seja esta a palavra-chave: leveza. Porque tudo na vida exige trabalho, foco e disciplina, e quando não estamos alinhados com nosso propósito, a trajetória fica ainda mais difícil, exige muito mais esforço, gera muito mais cansaço e nem sempre traz os resultados esperados. Sem eles, nos frustramos, ficamos desmotivados, perdemos autoconfiança e autoestima.

Por outro lado, quando estamos alinhados com a nossa missão, com a nossa verdade, a vida flui com bem mais leveza – e o caminho, mesmo com obstáculos que certamente surgem, passa a ser muito mais prazeroso.

Só temos como servir de instrumento de real transformação na vida do outro quando fazemos algo que gera prazer, que é feito com amor e que tem um porquê muito bem definido. Este deve ser o objetivo de qualquer trabalho, seja em uma empresa ou em uma comunidade, seja remunerado ou não: servir e transformar! Se não o fazemos verdadeiramente, não nos sentimos úteis e realizados, o que gera um sentimento negativo capaz de desencadear muitos outros.

A frustração, por exemplo, faz você se sentir incapaz, faz você desacreditar no seu potencial, o que dá início a um ciclo muito ruim. Não ter um porquê, não conhecer a sua verdade e sua missão leva embora o significado da ação – e ter significado é o que faz com que esse determinado objetivo tenha valor. Sem significado, não vemos valor no que fazemos e nos sentimos desvalorizados e desmotivados. Não saber o seu propósito faz você viver uma vida vazia e pequena.

Cada um tem a própria história, e ela precisa ser respeitada e valorizada. Quando nos comparamos, temos a tendência de querer alcançar os mesmos feitos no tempo das outras pessoas, nos esquecendo de que devemos traçar nossa medida com a própria régua, respeitando nossas limitações e valorizando nossos talentos. Ter o outro como referência pode nos fazer seguir um caminho que foi bom para aquele indivíduo, mas que não necessariamente será bom para nós. Ademais, o significado de sucesso é muito distinto, é completamente individual e está totalmente ligado à nossa verdade e essência.

Aqui, é muito importante falarmos sobre a diferença entre inspiração e comparação. Inspirar-se no sucesso e na trajetória do outro é muito válido, claro! Mas , quando nos comparamos, geramos uma expectativa para a nossa vida baseada nas experiências do outro, o que, provavelmente, será extremamente frustrante. Somos únicos, com histórias inéditas que devem ser valorizadas, pois são nossas experiências e nossas vulnerabilidades que vão nos levar às respostas que tanto buscamos. E só com a certeza do porquê de fazer o que fazemos é que encontramos a nossa verdade.

A perfeição encanta, mas são as vulnerabilidades que nos tornam reais. Ser único é seu maior poder no caminho da realização dos seus sonhos. Amar-se verdadeiramente é saber exatamente quem você é. Ao se conhecer de verdade, você saberá quais são seus defeitos, dificuldades e limitações, e assim aprenderá a valorizar seus talentos e suas qualidades. Isso é libertador! É como se tivesse permissão para errar e se expor em busca dos seus sonhos, em busca do que realiza você verdadeiramente. Quando chegamos a esse nível, o que os outros acham não importa, pois sabemos exatamente quando uma crítica nos pertence ou não.

E deixo aqui mais um lembrete importante: se amar e se aceitar não significa ficar paralisado. A busca por melhorias e evolução deve ser um caminho contínuo para você se tornar uma pessoa cada vez melhor, trabalhando em prol do sucesso e da realização.

Você já parou para se perguntar como se sente em relação à sua vida pessoal e profissional? Sente-se realizado e completo? O que te faz enfrentar os dias difíceis, os problemas? Você se move somente por obrigação ou por uma razão maior, um objetivo final pelo qual vale a pena se esforçar e se dedicar? Não tenha medo ou vergonha de assumir o que importa verdadeiramente para você, pois somente a sua verdade, a sua essência, te levará para onde você merece e quer estar.

O primeiro passo para encontrar a sua verdade e dar significado à sua vida é **investir no autoconhecimento**. Somente identificando suas mais profundas dores, e sabendo que tudo que aconteceu na vida o tornou mais forte e único, você vai entender o porquê de fazer o que faz – ou simplesmente vai deixar de fazer algo por não ver mais sentido naquilo.

E sim, o processo de encontrar a sua verdade acontece de dentro pra fora, e isso não deve ser ignorado, o que não anula a importância de ter uma imagem alinhada com o que você é ou deseja ser, concorda? Sabemos a importância da linguagem não verbal através da postura corporal, influenciando o que uma pessoa pensa da outra e também influenciado o que ela pensa de si mesma. Por isso podemos afirmar que a autoimagem importa, sim.

A forma como nos vemos nos faz sentir melhor ou pior, seguro ou inseguro, e isso se reflete também no que as outras pessoas vão identificar em nós. Ou seja, a forma como nos vemos influencia como somos vistos. Quanto mais estamos satisfeitos com a nossa imagem, mais segurança e confiança sentimentos, e mais resultados atraímos em todos os aspectos da nossa vida.

Com segurança, temos muito mais força e coragem de ver e assumir aquilo que realmente faz nosso coração pulsar. Por tudo isso, cuidar da sua imagem, de si mesmo e da sua saúde faz você se sentir melhor e, com tal emoção, a vontade de cuidar de si mesmo aumenta. É assim que geramos um ciclo do bem, que eu chamo de **ciclo de amor**, já que o resultado final é sempre o caminho da autoestima e do amor-próprio.

Só quando investi em autoconhecimento que pude ver a importância de todas as minhas experiências, de ser grata por tudo e todos que passaram pelo meu caminho, e ter a coragem de expor minhas vulnerabilidades. Eu não imaginava como isso me faria forte. Antes de me conhecer e entender a minha verdadeira missão, eu me sentia menos médica e menos útil do que os colegas que trabalhavam para tratar doenças.

Por isso repito: ninguém consegue ter sucesso, realização e felicidade sem estar alinhado com sua essência. Questionar-se e até se colocar em uma posição desconfortável muitas vezes é necessário para o nosso crescimento pessoal e profissional. Sim, o desconforto nos faz crescer. Aquilo que nos machuca, que dói e que causa incômodo nos chama a atenção para o que precisamos mudar. Vira o nosso olhar para onde melhorar e evoluir.

Sempre repito que nunca é tarde pra ser quem você sempre sonhou ser. Não importa quantas vezes você precise mudar a rota, desde que saiba exatamente qual direção seguir, desde que saiba aonde quer chegar. Tenha clareza do que você quer, de quem quer ser, do que quer fazer. Tenha clareza do porquê isso é importante.

Ah, e quando o seu porquê fizer sentido, não desista de realizar o que te completa. Mesmo que pareça distante, mesmo que exija muito planejamento e trabalho. Desistir dos seus sonhos não deve ser uma opção para você!

MICHELE MONTEIRO é dermatologista pela Sociedade Brasileira de Dermatologia, especialista em rejuvenescimento. Atua atendendo e tratando mulheres que desejam controlar o envelhecimento da pele com naturalidade. Por meio de consultas, cursos, palestras e mentorias, ensina como construir hábitos e rotinas que geram resultado na pele e também na autoestima.

Contato
@dramichelemonteiro

A perfeição encanta, mas são as vulnerabilidades que nos tornam reais.

3. AUTOCOMPAIXÃO E AUTORRESPONSABILIDADE

José Eduardo Rocha

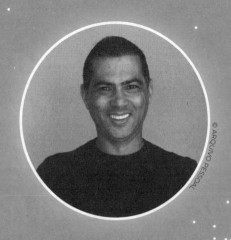

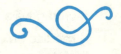

Eu cresci ouvindo da minha família que eu seria médico. Quando jovem, num sonho, alguém me direcionou a um livro e disse: "Leia *Médico de homens e de almas*".[3] Naquela época não existia internet, eu nunca havia frequentado uma livraria ou visto aquele título em qualquer lugar.

Ao acordar, contei ao meu pai o sonho "maluco" e pedi que procurasse o livro. Lembro-me de caminhar de mãos dadas com ele depois de descermos do terminal de ônibus, retornando da escola para casa, no horário bem apressado do meio-dia. Olhei para o lado e vi uma revistaria com o nome Bazar Cairo. Senti o impulso de entrar e pedi ao meu pai que visse se ali vendiam o tal livro. Para nossa surpresa, a atendente respondeu: "Tem, está aqui no fundo". Mesmo com dinheiro contado, meu pai não hesitou em me presentear com aquele imenso volume. Em trinta dias de leitura, meu destino estava praticamente selado: seria médico, como o apóstolo Lucas retratado no livro.

Mas a vida, claro, tinha outros planos. Reprovado em Medicina, transitei por diversas áreas comerciais dos 21 aos 36 anos. Embora todas as empresas fossem minhas, eu sentia um vazio no peito; afinal, eu queria ser médico, e não ficar atrás de um balcão. Até que notei um padrão: cada empresa que eu criava durava em média dois anos, e então eu mudava de atividade. Inquieto, sentindo-me incompleto e constantemente comparando-me com os outros,

---

[3] CALDWELL, T. **Médico de homens e de almas**: a história de São Lucas. Rio de Janeiro: Record, 1978.

carregava a crença de que, para ajudar o próximo, eu tinha que ser médico de corpos.

Então, em um momento especial, fruto de um insight enquanto estudava Psicanálise e praticava visualização guiada, percebi a verdade: eu não estava vivendo a minha vida, mas, sim, um roteiro que a minha família havia escrito para mim. Com a clareza renovada e um sentimento de autocompaixão, reconheci e abracei minha verdadeira essência: ser médico de almas.

Hoje, após anos de experiência como especialista na área da transformação emocional, percebo os entraves que as pessoas enfrentam para viver a própria verdade. O primeiro deles eu chamo de **persona sob máscara emocional constante**. Trata-se de um obstáculo significativo para indivíduos que buscam viver sua vida e verdade de maneira autêntica. Esse problema, que pode ser descrito como uma forma de "ignorância emocional", não se limita a uma área isolada da vida; ao contrário, se irradia como um vírus, afetando todas as demais áreas e aspectos relevantes. A exemplo, um problema afetivo pode comprometer toda a área financeira e vice-versa.

Outro desafio recorrentemente observado e que causa muito problema interno é o **medo de assumir autorresponsabilidade**. Quem passa por isso frequentemente transfere a culpa de seus fracassos para terceiros, e mesmo quando reconhece que o problema está enraizado nos próprios comportamentos, encontra dificuldade em enfrentá-los. Essa relutância é, em grande parte, alimentada pelo medo de confrontar a própria verdade. Esses indivíduos temem a pressão social e a possibilidade de manchar sua autoimagem ao expor decisões que podem ser vistas como erradas ou contrárias às expectativas sociais. O problema também se traduz como medo paralisante de se expressar com autenticidade, limitando profundamente o potencial das pessoas de serem felizes.

Trata-se de questões importantes, pois quando as emoções não são gerenciadas ou são ignoradas, elas se tornam uma força motriz que amplia significativamente a vulnerabilidade, levando pessoas a tomar decisões menos acertadas e a agir de modo impulsivo e reativo. Esta impulsividade e o descontrole reacional, provocados pela "ignorância emocional", frequentemente são sintomas de problemas mais profundos. São condições que costumam levar a uma desconexão com a própria verdade interior, resultando em uma vida incongruente com os valores e desejos mais profundos.

A urgência, portanto, está em reconhecer e abordar esses pontos críticos e desbloqueá-los por meio do desenvolvimento de habilidades que nos permitem viver genuinamente a nossa verdade, livre das amarras e de dependências externas. Entendo que essa dependência externa por vezes se apresenta como barreira para se assumir a autorresponsabilidade, a exigir um confronto consigo mesmo a fim de dissipar a opressão de uma vida incongruente com o seu propósito.

A sensação de impotência é comum nas pessoas que passam por esses problemas. É como conviver com um nó na garganta por levar uma vida que não é a sua essência, não é a sua verdade; é como sentir um vazio e uma tristeza profunda. Muitas vezes, esses indivíduos se percebem como uma folha ao vento, à mercê de suas emoções, sem poder direcionar a própria vida. Acordam com uma sensação de derrota, como se o dia já estivesse perdido antes mesmo de começar, e vivem angustiados por esperar uma nova oportunidade que não chega... um novo emprego que não aparece ou uma chance de juntar dinheiro para sair do circuito em que está inserido, enfim, uma vida em que nada acontece.

Outro problema frequente é a paralisação, que acontece principalmente por medo de **reprovação externa**, o que significa ser forçado a conviver com as pressões externas sem dar voz ao grito que ruge na própria alma. Muitas vezes, esse comportamento tem raízes na infância, quando a família reforçou a ideia de que a validação externa era mais valiosa do que a autoexpressão autêntica. Situações assim frequentemente apontam para a falta de uma educação emocional que valoriza e fortalece a identidade individual. Com o passar dos anos, a pessoa tende a desenvolver o hábito de calar sua voz interna e de ser dominada pelo temor de rejeição.

De um lado, existe um silêncio marcado pelo temor da rejeição; do outro, indivíduos que vivem para satisfazer expectativas alheias, relegando-se a segundo plano e escondendo-se atrás de máscaras que não refletem a sua autenticidade. A incongruência entre o ser autêntico e a aparência forçada cria um conflito interno e profundo. Todavia, ao cultivar a autocompaixão, essas máscaras inevitavelmente desmoronam, abrindo caminhos para que a sua essência genuína transborde, gerando uma profunda transformação ancorada no princípio da **autocompaixão** e da **autorresponsabilidade.**

A autocompaixão e a autorresponsabilidade nos permitem enfrentar nossas vulnerabilidades e emoções com coragem e transparência. Essas qualidades abrem caminhos para um nível de autoconhecimento verdadeiramente revolucionário e transformador. Conhecer a nós mesmos de maneira profunda é o primeiro passo para saber do que precisamos para sermos felizes e realizados. Identificar os próprios limites e o que nos impede de externalizar a potência interior e viver de acordo com a verdadeira essência constitui a base para chegar ao alvo principal: uma vida de propósito e significado.

Muitos enfrentam desafios por resistirem a estabelecer estratégias claras para seus objetivos. Contudo, com um mundo à nossa disposição, repleto de informações valiosas e suporte – como cursos de inteligência emocional, a leitura deste livro e consultorias especializadas –, alcançar esses alvos é extraordinário e plenamente viável para todos. A relutância em valorizar o desenvolvimento emocional e o receio em buscar ajuda continuam sendo obstáculos significativos, porque nos mantêm presos em ciclos de sofrimento que poderiam ser evitados.

Em algum momento, por razões inconscientes, abandonamos partes de nós buscando encaixes em moldes estreitos e nos tornamos pequenos. No entanto, nossa essência, vasta e luminosa, desafia tais confinamentos. Quando alguém afirma que "não nos suporta" é porque nossa grandiosidade não cabe na estreiteza do entendimento dessa pessoa. Somos, afinal, imensamente maiores, essa é uma das nossas verdades.

É chegada a hora de reverter esse processo por meio de uma ação que visa resgatar a nossa essência e valorizar o que temos de mais autêntico e libertador: a autorresponsabilidade fluida. Trata-se de uma expressão que cunhei em minhas pesquisas, representando a inerente flexibilidade da alma humana de se moldar conforme as aspirações. Tal qual as águas de um rio que, em seu percurso, enfrentam diversos obstáculos e desafios, mas mantém como meta desaguar em um destino mais amplo.

Essa perspectiva nos faz refletir que, mesmo considerando as condições impostas pelo meio, por pessoas e pelas nossas crenças, somos por natureza aptos a reorientar, reajustar, remodelar e ancorar o que acreditamos nos valores que verdadeiramente ressoam conosco, mantendo-nos adaptáveis para aprender, crescer e superar desafios no trajeto rumo a um propósito maior.

Você, leitor, deve estar se perguntando: *Como posso aplicar essa autorresponsabilidade fluida em minha vida e iniciar um processo de verdadeira transformação?* A resposta está em enfrentar os desafios e reconhecer que a chave para redescobrir as verdades autênticas reside em identificar, assumir e quebrar os ciclos nocivos que o limitam – e isso envolve teoria e prática.

Em todos os campos do saber humano, a teoria e a prática devem caminhar juntas. Enquanto a teoria fornece a base do conhecimento, a prática converte essa compreensão em habilidades tangíveis e resultados concretos. A congruência entre as duas é a manifestação de nossa verdade: agir alinhado ao que pensamos e acreditamos. Afinal, o que é teoria em movimento, senão a prática em ação?

Assim, estou ansioso para guiá-lo pelo primeiro passo desta jornada. Proponho aqui um exercício mental, combinando ferramentas da inteligência emocional e técnicas de coaching. Imagine-o como o primeiro fluxo de um rio na nascente, preparado especialmente para guiá-lo em direção ao seu eu autêntico.

É crucial que você decida se apropriar desse método, pois a verdadeira transformação só é possível através da ação. Às vezes, podemos sentir a necessidade de dar um passo para atrás, mas são esses momentos que fornecem o impulso necessário para a verdadeira mudança. Está pronto para embarcar? Basta acessar o QR Code abaixo e dar início à sua transformadora jornada.

Lembre-se sempre: a autocompaixão e a autorresponsabilidade nos dão força e coragem para tomar as decisões que nos deixam leves, haja vista que o caminho da felicidade começa na congruência entre o querer, sentir e fazer o que realmente nos completa. Quando a autocompaixão se alia à sua verdade interior, as máscaras caem diante do espelho da autenticidade, e sua vida nunca mais será a mesma.

JOSÉ EDUARDO ROCHA é escritor, palestrante, coach, empreendedor e mestre de ensino pela Universidade Estadual do Sudoeste da Bahia (Uesb). Há mais de duas décadas, é pesquisador no Grupo de Estudos e Pesquisas (GDICEM) da Uesb, atuando na linha de pesquisa que envolve razão e emoção, processos cognitivos e afetivos. É CEO do Instituto de Coaching Sistêmico (ICS Coaching) e criador do método POTEM (Poder da Transformação Emocional). Como especialista da área da transformação emocional, é um transformador de vidas por excelência.

Contatos
@joseeduardorochas
José Eduardo Rocha
www.joseeduardo.com.br

Somos, afinal,
imensamente maiores,
essa é uma das
nossas verdades.

4.
O CASULO E
A BORBOLETA

Magali Amorim

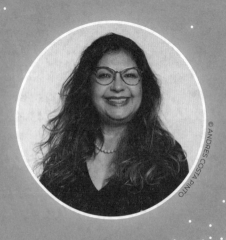

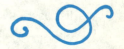

A falta de autenticidade tem sido a causa de muitas dores psíquicas, desconforto, intensa instabilidade e insatisfação em incontáveis pessoas. Quando não somos autênticos, agimos avessos à nossa verdadeira natureza. Manter uma mentira acerca de quem se é provoca um imenso desgaste emocional, como se vivêssemos para manter uma fachada, porém falsa, na tentativa de cultivar uma imagem que não é genuinamente a nossa. Vive-se constantemente em alerta, pois ao menor descuido a inverdade pode ser percebida.

A pessoa que não é autêntica não gera confiança, matéria-prima essencial na construção de relacionamentos genuínos e saudáveis. É difícil para os outros se conectar emocionalmente a ela, o que pode levá-la ao isolamento e à solidão. A falta de autenticidade é ainda responsável pela perda da autoestima, desencadeando questionamentos sobre quem se é de fato, sempre com a emoção à flor da pele.

A dificuldade de se reconhecer e se expressar de maneira única e genuína é um fator de alto nível de estresse e de ansiedade pelo medo de ser descoberto ou julgado, caso a sua verdadeira identidade venha à tona. Isso também faz com que a pessoa enfrente sérias dificuldades em seus relacionamentos, pois, se for descoberta, abalará a confiança do outro também.

A autenticidade é conceituada como um elemento que integra e organiza a personalidade e tem sido alvo de sistemáticas discussões na esfera científica, principalmente nas áreas da Psicologia Social e da Sociologia Cultural. Anuída como sendo uma orientação de valor ao indivíduo, como uma atitude ou ainda como um ideal, diversos autores da área conceituam a autenticidade como uma experiência emocional, um sentimento sobre o próprio indivíduo em si, o seu *self*.

Em 2008, a comunidade científica estabeleceu a Escala de Autenticidade, partindo de uma concepção de três dimensões: autoalienação, vida autêntica e aceitação de influência externa.[4,5] Nos últimos anos, cresceram as pesquisas sobre o conceito da autenticidade, promovendo uma interatividade entre as abordagens humanísticas teóricas e empíricas e a combinação de rigorosos métodos de verificação e avaliação científica com as teorias da Psicologia Humanística do Aconselhamento.

A dimensão da autoalienação mensura o quanto os indivíduos estão "fora de contato" consigo. A dimensão do viver autêntico mensura o quanto os comportamentos são consistentes com a própria consciência da experiência interna. E a aceitação de influência externa mensura o quanto as relações interpessoais influenciam os comportamentos individuais. Altas pontuações na Escala de Autenticidade significam maior contato com a própria experiência interna, maior consistência com valores e menor tendência a adequar-se às expectativas do outro.

A falta de autenticidade leva à perda ou ao desaparecimento da autoestima. A pessoa pode começar a se questionar sobre

---

4 F. BALBINO, I. *et al*. Contributo para a validação da versão portuguesa da Escala de Autenticidade. **Psicologia Saúde & Doença**, v. 19, n. 3, p. 564–577, 2018. Disponível em: https://repositorio.ual.pt/handle/11144/4381. Acesso em: 28 set. 2023.

5 WOOD, A. M. *et al*. The authentic personality: a theoretical and empirical conceptualization and the development of the Authenticity Scale. **Journal of Counseling Psychology**, v. 55, n. 3, p. 385–399, 2008. Disponível em: https://www.researchgate.net/publication/42739517_The_Authentic_Personality_A_Theoretical_and_Empirical_Conceptualization_and_the_Development_of_the_Authenticity_Scale. Acesso em: 28 set. 2023.

quem realmente é e pode se sentir afetada emocionalmente pela sua incapacidade de se expressar e de se colocar no mundo de maneira verdadeira. A falta de autenticidade é também uma das causas da insatisfação profissional, pois pode levar o indivíduo a fazer escolhas profissionais erradas, sem levar em consideração suas reais habilidades e interesses verdadeiros.

A não autenticidade pode fomentar um ciclo de negatividade em que a pessoa se sente mal consigo e, consequentemente, pode vir a tomar decisões prejudiciais tanto para sua saúde mental quanto emocional. Quando não se é autêntico, é mais difícil lidar com desafios e adversidades, pela falta de autoconhecimento e de autoaceitação, prejudicando a capacidade de encontrar soluções eficazes em diferentes contextos de vida.

O que faz uma pessoa não ser autêntica é o medo e a insegurança de não ser o que o outro espera, de não corresponder às expectativas. Isso conduz o indivíduo a se comportar como se fosse um personagem secundário da própria história.

A primeira infância é decisiva na formação da personalidade. A rápida e marcante mudança tecnológica pela qual a sociedade tem passado tornou latente a diferença de ambientação que circunda a geração de nossos avós com a dos nossos pais, por exemplo. Ocorre que aquilo que nossos avós não puderam ser, eles projetaram em nossos pais. Muitos adultos se tornam aquilo que os pais não puderam exercer, mas que conseguiram subsidiar.

Por medo, insegurança e constrangimento, muitos não se colocaram contrários à decisão paternal, viveram à sombra das escolhas feitas por eles. Por isso vemos tantos médicos, advogados e engenheiros transmutarem suas carreiras para direções totalmente contrárias: em certo momento, esses profissionais se permitiram viver a vida autenticamente, se aceitaram e reconheceram que não estavam congruentes às suas verdadeiras aptidões.

Sobre esse assunto, indico muito a leitura do livro *Diferencie-se*, de Beto Carvalho.[6]

A autenticidade é a chave libertadora para uma vida plena porque a nossa verdade é aquilo que nós temos de autêntico. Nós brilhamos quando somos nós mesmos. Somos autênticos quando não precisamos usar máscaras, não precisamos nos colocar nos moldes de outras pessoas, não precisamos mentir sobre quem somos. É o repertório de vida de cada um que faz de nós seres únicos, diferentes. Não existe nenhum cérebro igual ao outro. Embora tenhamos estruturas comuns, nenhuma conexão que temos dentro de nós é igual a do outro.

Então nós brilhamos quando vivemos a nossa verdade, a nossa unicidade. Ao agir de acordo com nossos próprios valores, interesses e verdadeira identidade, somos capazes de viver sem o medo de sermos julgados ou rejeitados. Autenticidade é a qualidade de ser genuíno, verdadeiro e fiel a si mesmo.

Uma das características de uma pessoa autêntica é agir, se expressar e se relacionar com os outros de acordo com seus valores, crenças, emoções e identidade pessoal. É uma pessoa conscientemente livre, que não tenta imitar outro alguém ou se moldar às expectativas alheias. Em vez disso, se mantém fiel ao seu próprio eu, mesmo que isso signifique ser diferente ou ir contra a maré.

Para ser autêntico, busque se autoconhecer, tenha real interesse e profundo conhecimento de si mesmo. Entenda como você funciona, como suas emoções são ativadas, quais são verdadeiramente as suas motivações. Faça uma análise SWOT[7] de si mesmo, identificando quais são as suas forças e fraquezas, o que o ameaça e quais são suas oportunidades de se conhecer verdadeiramente.

---

6   CARVALHO, B. **Diferencie-se**: a diferenciação pessoal é a essência; a valorização profissional, a consequência. Porto Alegre: AGE, 2023.

7   Também conhecida como FOFA, a SWOT analisa as forças, oportunidades, fraquezas e ameaças de uma pessoa ou de um negócio. É uma ferramenta muito utilizada por empresas, mas que também pode ser aplicada no âmbito pessoal.

Seja honesto consigo e compreenda que a confiança e a honestidade são características natas da autenticidade.

Seja honesto consigo e compreenda que a confiança e a honestidade são características natas da autenticidade.

Pessoas autênticas não têm a menor motivação em tentar parecer aquilo que não são. Ao contrário, falam a verdade e jamais tentam criar uma imagem falsa. Além disso, são transparentes, não escondem suas emoções nem seus pensamentos verdadeiros. E isso não significa "falar a verdade doa a quem doer"; isso é machucar o outro, e não ser autêntico. O autêntico expressa suas opiniões e sentimentos de maneira direta e honesta, sem máscaras ou falsidades não para ferir, mas porque faz parte de sua natureza.

Ser autêntico não significa ser rude ou insensível. Pelo contrário, a autenticidade é respeitosa! Ela respeita os sentimentos e as opiniões do outro, sendo capaz de expressar seu ponto de vista sem menosprezar o do outro. Ser autêntico é ter a coragem de ser diferente. O autêntico sabe que enfrentará críticas ou resistência por não ser igual à maioria, mas não teme a rejeição. Muitos rejeitam aquilo de que têm medo. O julgamento do outro é do outro. Você conhece a fábula da corrida do sapinho?

Vários sapinhos corriam e a multidão dizia que não iriam conseguir, que era impossível. Todos desistiram, menos o sapinho que venceu, que era surdo e não os escutou. Tenha ouvidos moucos. Busque ajuda com quem realmente possa conduzi-lo a uma fantástica jornada em direção a sua verdade. Invista em você. Leia, ouça, faça imersões. Vai levar tempo, mas valerá cada segundo investido. Corajoso é aquele que nada tem a temer de si mesmo. Não tenha medo de ser você.

Se passarmos pela vida de modo passivo, pode ser que a própria vida se encarregue de nos despertar do sono letárgico da não autenticidade. Pode ser por comodismo, medo do que vai encontrar, mas o fato é que: se não for pelo amor, será pela dor. Será que a lagarta abandonaria o processo se não soubesse em que iria se transformar? Ela sabe. É da sua natureza.

Quando decidi entrar no casulo, minha motivação era que eu sabia que não teria volta. Se saísse dele antes da hora, sairia machucada e defeituosa, feito a borboleta que teve o casulo rasgado pela tesoura da pessoa que acreditava estar ajudando-a. Entrei no casulo e saí totalmente transformada. Sem me preocupar com o que dizem, pois a opinião do outro é só dele mesmo. O casulo me fez me enxergar.

Na noite fria da alma, o vislumbrar do sobrevoar as flores me fez insistir em criar minhas asas. É meditação, é ajuda externa, é orar, é buscar o que se acredita, é viver suas crenças, é ler, é ouvir, é crescer. É decidir ficar quando todos dizem que irão. Mas desistir **não** é uma opção. Até minha forma física se transformou. Mesmo a decisão do que visto é minha, pertence a mim. Eu decido. Sem a preocupação de agradar a ninguém, somente a mim.

É descobrir que aquilo tudo que falavam que eu era não era real, mas a projeção de mentes distorcidas por temerem o meu voo. Às vezes, o outro é capaz de nos enxergar melhor do que nós mesmos, por isso o casulo é necessário. Nele, tomamos consciência verdadeira de todas as nossas potencialidades e passamos a ter uma autonomia extraordinária. Passamos a entender que a vulnerabilidade não é fraqueza, é uma bênção. Porque somos gente.

Ser autêntico implica não somente expor quem você verdadeiramente é, mas também aceitar e abraçar suas imperfeições e suas vulnerabilidades. Implica ser honesto consigo e, por conseguinte, com os outros, sem enganos. Autenticidade é sobre criar conexões mais profundas e viver de acordo com quem você de fato é, sem medo de julgamentos externos.

É uma jornada contínua e individual, e cada um a manifesta de modo único, porém o cerne da confiança está em agir em harmonia e em conformidade a quem real e genuinamente se é, sem pretensões nem máscaras. A autenticidade, além de ser uma atitude terapêutica, é um contínuo processo visando o crescimento saudável e integral do indivíduo.

Por fim, quero compartilhar a letra de uma canção, "Menina largata",[8] que teve muito significado para mim durante o meu tempo no casulo rumo à minha autenticidade:

Essa menina sempre foi "largata"
Brigou com os pais e agora quer fugir da casca
Você 'tá triste, teias na tua alma
Mas o casulo é pra fortalecer tuas asas
Vai ser bom pra você!
Quando tu sair o céu será teu território
Voe pra você, seja quem quiser
Faz do teu jeito
Quanto tu sair, ame tua metamorfose
Cuide de você, seja como for
Faz do teu jeito

MAGALI AMORIM é coach, consultora, palestrante, mestre em Gestão e Desenvolvimento da Educação Profissional, treinou mais de 2 mil profissionais nas áreas motivacional e comportamental. Com vinte anos vividos em distintas organizações, sua missão atual é despertar o potencial de seus mentorados. É organizadora do best-seller *Excelência no Secretariado*, coautora em nove projetos editoriais, incluindo *Inquietos por natureza*, da Editora Gente.

Contatos
@magaliamorim
Magali Amorim
Magali Amorim

8 MENINA largata. Intérprete: Supercombo. *In*: Adeus, Aurora. Gravadora Gritaria, 2019.

Busque ajuda com quem realmente possa conduzi-lo a uma fantástica jornada em direção a sua verdade. Invista em você.

5.
DO SILÊNCIO À VOZ

Vanessa Sens

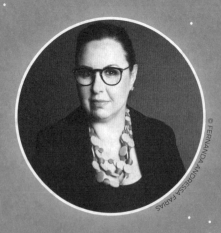

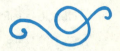

A qualidade de vida e dos relacionamentos no meio corporativo não decorre apenas de bons salários e planos de benefícios, mas também do tratamento humano que valoriza a gentileza e a possibilidade de expressar pontos de vista divergentes. Afinal, as pessoas precisam não apenas de competências técnicas para realizar suas funções, mas também de competências emocionais.

Quando a comunicação é insuficiente ou ineficaz na empresa, as pessoas tendem a se sentir desmotivadas, desvalorizadas e inseguras sobre o seu papel. Além disso, a falta de uma boa comunicação pode levar a conflitos, erros e falta de alinhamento na equipe, refletindo diretamente nos resultados do negócio.

A habilidade de se comunicar de maneira clara e persuasiva é um traço importante para os líderes. Através da boa comunicação, eles conseguem inspirar, motivar e influenciar suas equipes, proporcionando direção e alinhamento. Com uma boa comunicação, os integrantes da equipe passam a se entender melhor. Assim, torna-se mais agradável dividir a jornada, trocar ideias, atingir metas e resolver conflitos.

A ausência do resultado financeiro esperado em uma empresa muitas vezes decorre da falta de informar aos colaboradores do que é esperado deles. Além disso, há equipes que agem de maneira insegura e sem direção porque a liderança não está acompanhando o seu desempenho. As expectativas devem ser alinhadas desde o início do processo, assegurando uma comunicação eficiente para alcançar os resultados esperados.

A boa comunicação permite também exercitar a empatia no ambiente de trabalho e conhecer melhor as pessoas que, muitas, vezes acabam se tornando a nossa segunda família, tendo em vista que os profissionais passam boa parte do dia no trabalho. Sentir-se confortável nesse ambiente é essencial.

São vários os motivos que levam uma pessoa a ter dificuldade de se comunicar claramente, entre eles a sua história de vida e seu relacionamento familiar. Imagine uma pessoa que na infância era muito reprimida pelos pais quando tentava falar algo em público. Essa criança provavelmente desenvolverá a crença de que falar em público é errado e se tornará um adulto que prefere não expor suas opiniões. Porém, há diversas oportunidades em que é necessário falar em público, e quem não conseguir se expressar bem terá desvantagens perante os outros.

Sim, as crenças instaladas em nosso período de formação mais cedo ou mais tarde vão se manifestar na vida adulta. Mas podemos viver da nossa imaginação em vez de viver da nossa memória. As palavras guiam os nossos pensamentos para direções específicas e de alguma maneira nos ajudam a criar a realidade, potencializando ou limitando as possibilidades. A habilidade de usar a linguagem com precisão é fundamental para a nossa comunicação ser eficiente e nos impulsionar para o sucesso. Se desejamos novos resultados, precisamos mudar a forma como pensamos. Vamos transformar isso agora?

Frases como "não devo", "tenho que", "não posso" ou "não consigo" são formas que impactam negativamente nossas considerações, pois nos remetem à estagnação. Lembre-se de que as palavras criam a realidade e constroem a expectativa que o outro está formando sobre nós. Precisamos mudar a nossa mentalidade, começando por mudar o que dizemos e como dizemos!

No dia a dia do mundo corporativo, pode acontecer uma comunicação deficiente, em que liderança e liderado não se certificam de que a informação foi realmente compreendida em sua totalidade. Também é ignorada a essencialidade de dar feedbacks, além de negligenciar a importância de saber delegar. Um líder inspirador identifica cada um desses pontos, considera as diferenças e potencializa o melhor de cada colaborador.

Do mesmo modo, é comum, no meio corporativo, a falta de consciência de que as falhas na comunicação podem alcançar resultados desastrosos quando não identificadas. As experiências do passado só devem ter a importância como referência para o aprendizado. Depois que nos condicionamos a agir corretamente, as situações já não parecem tão ameaçadoras, passamos a compreender melhor as situações e enfrentamos os obstáculos com mais disposição.

O sucesso na sua comunicação depende da transformação do seu medo em poder. Mas como fazer isso no mundo corporativo? Vamos ver algumas estratégias para você transformar seu medo de se comunicar em um superpoder.

SEJA UMA PESSOA OBSERVADORA

Ainda que pareça contraditório, o primeiro passo para valorizar a sua capacidade de comunicação é aprender a observar. Deixar as palavras de lado e priorizar a observação é fundamental para se ambientar, conhecer a fundo o lugar onde você está inserido e aprender sobre as pessoas ao seu redor. Isso porque a comunicação e a mensagem precisam ser adaptadas para cada público. Como diz o lema: "pessoas diferentes, comunicações diferentes". O importante é conseguir passar a mensagem da melhor forma possível.

COMECE COM A COMUNICAÇÃO NÃO VERBAL

A comunicação também pode ser feita sem palavras, sabia? Quando falamos de comunicação não verbal, nos referimos a todas as outras maneiras de passar mensagem que podem ser exploradas. Elas incluem a sua imagem, roupas, forma de andar e se portar, comportamentos gerais, expressão facial, simpatia, disposição e até mesmo a postura corporal. Esse é o momento de entender o que pode ser melhorado e começar a aprimorar a sua comunicação. Além disso, adote um tom de voz compatível com as situações em que precisa se comunicar. Se você precisa falar em público, o tom da sua voz precisa ser mais firme e alto, para que todos possam compreender. Numa conversa mais informal, o tom da sua voz pode ser mais suave e baixo. Perceba o ambiente que você está e adeque a sua fala.

CULTIVE O HÁBITO DA LEITURA

O que te incomoda na sua comunicação? Falta de vocabulário? Uso de gírias? Imprecisão na fala? Saiba que existe uma forma muito simples e eficaz de melhorar todos esses pontos: adquirindo o valioso hábito da leitura. Quando você se dispõe a ler mais, começa a perceber dezenas de maneiras de se comunicar. Assim, você vai aprender palavras novas, ter mais bagagem cultural, ser mais preciso ao se expressar, melhorar a sua fala e ter ainda mais exemplos práticos para se inspirar no dia a dia.

APRENDA A CONTAR HISTÓRIAS

Talvez contar histórias não tenha nada a ver com o seu trabalho, todavia, ter essa habilidade abre novos caminhos em todas as áreas de atuação. Quando você se acostuma com o chamado *storytelling*, ou seja, com a criação de um enredo narrativo, estará efetivamente convencido de que ele pode ser usado em qualquer contexto para melhorar a sua mensagem.

ADQUIRA O HÁBITO DE PERGUNTAR

Na dúvida, pergunte! Você já percebeu que a comunicação é muito ampla, certo? E além de não envolver apenas a fala, ela também se constrói a partir da curiosidade e da vontade de aprender. Pontes são desenvolvidas quando você se dispõe a ouvir o outro, e uma ótima forma de fazer isso é por meio das perguntas.

FOQUE A CLAREZA E A OBJETIVIDADE

Independentemente do público para o qual a sua mensagem está sendo direcionada, a comunicação deve ser clara e objetiva, especialmente em ambientes corporativos. Assim, pratique conversas e textos que vão direto ao ponto, que não abram margem para interpretações dúbias, e que sejam claros, empáticos e educados.

SINTA MEDO!

Parece contraditório, mas não é! Sendo assim, aja! Na vida, dificilmente deixaremos de sentir alguma forma de medo. Então, siga em frente e controle esse estado para que ele não domine o seu dia a dia. Cabe dizer que sempre que uma pessoa fica passiva diante de uma situação, o medo toma conta do cenário. Sendo assim, aja! Quando você age, o medo parece ficar imperceptível porque sua ação está sendo maior.

Se você quer ter sucesso na vida, comece imediatamente a praticar esses passos e transforme o seu silêncio na voz do poder! Ao superar suas limitações, você será tomado por um estado de confiança e estará preparado para enfrentar velhos e novos desafios com muito mais força. O ponto de partida está em olhar para si de maneira honesta, avaliando seus pontos fracos e fortes, tomado por um desejo intenso de mudar a sua mentalidade e seu jeito de ser a partir do domínio total dos nossos medos.

A busca deve ser incansável para atingir os resultados extraordinários na vida, na carreira e nos negócios. Somos desafiados diariamente a assumir o compromisso de controlar e comandar a nossa jornada, a fim de sermos protagonistas e não vítimas. Não podemos mudar o passado, mas podemos ressignificar a maneira como ele nos afeta. Somos instigados a sair da zona de conforto e ter a certeza de que acumular conhecimentos sem ação não gera resultados! É hora de agir e, com muita coragem, se comunicar muito!

Nossa verdade deve ser genuína, intensa e autêntica. A comunicação deve ser clara e eficiente, deve levar as pessoas a agir e não pode conter falhas. Não há espaço para insegurança. Em nossa fala, temos que chegar ao objetivo mais valioso: estimular as pessoas e até mesmo inspirá-las a transformar a própria vida com o que você está apresentando.

Você deve dominar os resultados que sua comunicação vai gerar. Deve trilhar todo o passo a passo e assegurar que o resultado é incontestável. Precisamos ouvir e assimilar o conhecimento para que a ação seja estratégica, conquistando efetivamente o que desejamos. Se o receio de se expor ao falar do seu produto ou serviço está impedindo você de alcançar os resultados financeiros que deseja, reflita: você conhece bem o seu produto ou serviço? Consegue mensurar a transformação que ele gera na vida das pessoas? Ele realmente é o melhor do mercado? É inovador? Quais são as suas dúvidas? Onde o seu produto ou serviço pode ter falhas?

O medo de responder qualquer uma dessas perguntas deve ser revertido em argumentos de venda, pois aí estão as maiores objeções de quem tem um excelente produto ou serviço, mas não está conseguindo escalar o negócio. Você deve ser o seu primeiro e mais exigente cliente, pois você o conhece como ninguém e sabe onde pode estar as eventuais falhas, se houver. Seja corajoso e enfrente a verdade! Busque a melhoria e alcance a excelência. Você vai se surpreender com o seu crescimento e prosperidade.

A construção dos argumentos para determinado assunto e a explanação sobre os benefícios de um produto ou serviço devem provocar um estado de agir, levando as pessoas a trabalhar intencionalmente de acordo com a transformação que vão encontrar e os ganhos financeiros exponenciais que vão reverberar.

Mais do que nunca, devemos buscar a inteligência emocional para que a comunicação seja reconhecida como transferência de sentimento e de emoção! Quando acreditamos na forma como estamos transferindo o nosso conhecimento, a nossa entrega é a maior evidência de que estamos no caminho certo. Os resultados serão expressivos porque, quando a comunicação ocorre de maneira estratégica, clara e especial, eles são imediatos.

Espero que esta obra possa tocar profundamente as pessoas para que continuem em seu processo de transformação e de evolução. Para tanto, lanço um desafio: que você reserve alguns momentos para parar, ler e reler alguns capítulos, aplicando e retomando os conhecimentos apresentados e utilizando esta poderosa ferramenta de habilidade que é se comunicar de maneira objetiva e persuasiva. Saiba que é através da boa comunicação que grandes líderes conseguem inspirar, motivar e influenciar suas equipes, proporcionando direção e alinhamento.

VANESSA SENS é advogada, professora e especialista em Direito Providenciário desde 1999. Também é reconhecida profissionalmente como mentora e palestrante. Sua experiência profissional já impactou mais de mil alunos e transformou a vida de várias centenas de famílias. Divide sua jornada também com as realizações de ser esposa, mãe de três filhos, comunicadora e gestora do próprio negócio.

Contato
@ @vanessa.sens

Ao superar suas limitações, você será tomado por um estado de confiança e estará preparado para enfrentar velhos e novos desafios com muito mais força.

6.
SOLTANDO AS NOSSAS AMARRAS

Carina Previato

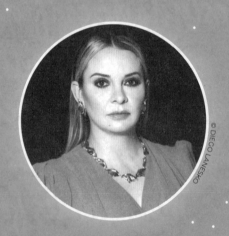

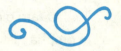

Você já teve a sensação de estar vivendo a vida do jeito que os outros desejam? Já se sentiu realizando o sonho de outras pessoas, e não o seu? Se respondeu sim para uma dessas perguntas, está experimentando a mesma realidade que muitos homens e mulheres, e tudo isso por medo do desconhecido, por medo de errar. Mas o que impede você de ser livre? O que te impede de parar de depender emocionalmente das suas relações? O que faz com que você viva mendigando amor, amizade e reconhecimento?

Todos nós temos diversos tipos de amarras, que são como correntes que nos prendem a uma pessoa, aos pais, ao companheiro(a) ou a um trauma de infância. Mas se olharmos para as nossas travas e falarmos com elas, vamos perceber aquilo que nos incomoda. É necessário se libertar de tudo o que ficou para trás e dar um grito de liberdade para viver o extraordinário que você merece!

Muitas vezes, a prisão da nossa mente está no fato de não sairmos do lugar e nos condenarmos por tudo aquilo que acontece de errado. É comum também que sejamos afetados por coisas que não conseguimos ver ou que não percebemos de imediato. Essas situações, somadas a pensamentos negativos, trazem medo, crenças limitantes e até mesmo comportamentos autodestrutivos, que podem estar enraizados no subconsciente e afetar o bem-estar mental, emocional e físico.

O fato é que, se não atuarmos como protagonistas da nossa própria história, vamos nos tornar vítimas e escravos de uma sociedade que impõe comportamentos e nos afasta daquilo que desejamos. O importante de tomar consciência dos nossos vícios emocionais é que assim nos libertamos das amarras invisíveis que nos aprisionam. Claro que erros vão acontecer; mas é necessário reconhecê-los, entendê-los e não os repetir.

No canal do Paulo Vieira, no YouTube,[9] há um vídeo que me chamou a atenção e mais uma vez me trouxe a confirmação de que, para cada emoção – alegria, tristeza, raiva etc. –, existe a liberação de uma química diferente em nosso corpo. E então eu pergunto: qual química você tem gerado no seu organismo? Em qual química você tem se viciado? De qual química você vive correndo atrás para se preencher?

É preciso aprender a ver a vida com dois domínios diferentes: o interno (subjetivo), a forma como interpretamos os acontecimentos; e o externo (objetivo), o domínio sobre o qual não temos controle. A infelicidade acontece quando condicionamos a nossa felicidade a fatores externos que não podemos controlar. É um hábito ruim fazer isso, pois condicionamos a nossa felicidade à conquista de objetivos que podem ou não ser alcançados ou a um evento futuro incerto.

Em uma matéria para a *Gazeta do Povo*,[10] Augusto Cury traz um conceito para entender as dificuldades emocionais que afetam as pessoas. Ele fala sobre a gestão da emoção, sem a qual sabotamos as nossas habilidades. Cury diz que o nosso eu, que representa a

---

9 TOME consciência dos seus vícios emocionais. 2022. Vídeo (1min). Publicado pelo canal Paulo Vieira. Disponível em: https://www.youtube.com/watch?v=gUTHiqNZhM0. Acesso em: 19 set. 2023.

10 MENDES, M. "Sem a gestão da emoção, profissionais sabotam as suas habilidades". **Gazeta do Povo**, 19 mar. 2018. Disponível em: https://www.gazetadopovo.com.br/gpbc/seja-extraordinario/sem-a-gestao-da-emocao-profissionais-sabotam-as-suas-habilidades-dr413a1zrnrvqaueg6i5vyx9x/. Acesso em: 19 set. 2023.

capacidade de escolha, tem que *sair da plateia e entrar no palco* para bradar: "Eu não concordo com esse *script* e vou reescrevê-lo, eu exijo ser líder de mim mesmo. Eu duvido que, assim, não consiga controlar meus pensamentos autopunitivos. Eu critico as minhas emoções angustiantes, eu determino gerir a minha própria psique".

Suas crenças limitantes enraizadas fazem você travar, assim como a escassez de amor e de recursos. Então, ao curar a sua história de vida, você se abre para novas oportunidades. Quem merece o melhor não se contenta com o mínimo que tem. É preciso ativar o merecimento para viver de inteiros e não de metades, é preciso mudar os padrões para chegar aonde poucos chegam. Não se pode fazer o que todo mundo faz; é preciso enxergar as diversas possibilidades que a vida pode oferecer em vez de se limitar a apenas um plano.

Tenho uma mentoria chamada Liberty, na qual venho trabalhando as debilidades emocionais que fazem com que mulheres fiquem presas a situações em que não veem perspectivas de mudança e que as impedem de sair da sua zona de conforto. Na minha experiência, posso afirmar que **atitude** é a palavra-chave para se tornar mais que uma pessoa de sucesso: alguém forte e autoconfiante. Curar sua história de vida fará de você um empreendedor que consegue separar sentimentos com inteligência emocional, que não permite que as suas relações pessoais e interpessoais sejam tóxicas, submissas e punitivas.

São cinco as amarras que você precisa abandonar: o autojulgamento, a procrastinação, as relações tóxicas, as crenças limitantes e as comparações alheias. Ao tomar a atitude de se libertar dessas prisões, você se sentirá pronto para viver uma vida extraordinária. É preciso deixar para trás o autojulgamento de tudo o que aconteceu ao longo da sua história. Ao mesmo tempo, precisa ter organização e dedicação para terminar tudo o que for começado.

Deve saber também que é necessário se afastar de relações tóxicas que não te levarão a lugar nenhum e que podem, inclusive, o afastar do crescimento que você merece ter. Abandone toda crença limitante que um dia ouviu ou sentiu e que até hoje trava suas ações e mantém seus sonhos distantes. Por fim, pare de se comparar com os outros e entenda que você está no seu tempo.

Para transformar a sua estrada de vulnerabilidade em uma jornada preciosa e motivadora é preciso abandonar todas essas amarras e ir em busca da sua melhor versão, humana, sincera e realista. Eu quero que você perceba que tudo o que te prende está na sua mente, está em uma limitação que você tem força e poder para quebrar. Quero, neste momento, que você mude o que está sentindo e reverta para sentimentos bons, alinhados com a vida extraordinária que merece viver.

Por muitas vezes também me senti sem forças para tomar atitudes, e o que colhi foi insegurança. Eu me tornei uma pessoa com quem os narcisistas faziam festa. A "virada de chave" veio quando entendi que a mudança dependia só de mim. Apliquei os passos que mostrei e hoje ensino mulheres a fazerem o mesmo e saírem das amarras da vida. Vi o desabrochar de pessoas incríveis, produtivas e criativas, que por causa do autojulgamento não conseguiam ser quem mereciam ser. Eram mulheres abusadas por narcisistas, machistas e opressores que conseguiram ter voz e sair de relações tóxicas.

Comece hoje, com os recursos que tem, pois as mudanças precisam acontecer rápido. Você deve agir com a razão, e não só com a emoção, e deve ter objetivos a cumprir para alcançar a sua melhor versão. Com clareza dos pontos nos quais tem errado, você só continuará como antes se quiser. Descobrindo a causa, tratando o problema, enfrentando-o e fazendo uma nova comunicação com um plano de ação bem detalhado e efetivo, você tem tudo de que precisa para dar certo.

Então, comece hoje a tirar do papel todos os seus projetos e sonhos. Monte o seu plano de ação, liste quais são os pontos positivos e negativos do que você deseja realizar e as tarefas principais. Coloque na balança e, com certeza, terá clareza de onde está e sairá do estado emocional rumo à razão. Você conseguirá enxergar quais caminhos deve percorrer para chegar aonde deseja.

Busque o conhecimento necessário para que tenha uma visão de longo alcance. Busque apoio e aliados, porque isolado ninguém chega a lugar nenhum. Não existe caminho fácil, não existe caminho curto, mas o que precisa existir é foco e determinação para conseguir superar os tropeços que podem ocorrer ao longo do caminho. Você precisa ser o protagonista do seu futuro para ser dono de si.

Transforme suas dores, dificuldades, medos e decepções em motivação, aprendizado e evolução! É necessário ressignificar o caminho para obter novas conquistas, mudar a sua perspectiva para que assim os seus resultados também se alterem. Não é negar a realidade, mas aceitá-la e mudar o percurso, sair do estado de resignação e abraçar a situação atual com um novo ponto de vista.

Não deixe uma emoção ou uma ideia dominarem a sua mente, porque isso lentamente construirá uma prisão que limita e, aos poucos, pode até te destruir. É preciso aprender a dominar a sua vida e falar tudo o que está engasgado, libertar-se do que ficou para trás, e assim dar um grito de liberdade para viver o extraordinário que você merece viver! Liberte-se das amarras invisíveis ao tomar consciência dos seus vícios emocionais.

Mais importante do que qualquer exemplo ou citação é entender o que **você** quer. Há um ditado que diz que se você não sabe aonde quer chegar, qualquer caminho serve. Penso que na vida profissional e pessoal é bem assim que acontece, você precisa ter bem definido o que quer alcançar. Claro que, pelo meio do caminho, podem surgir diversas situações que vão parar você, mas é a sua força de vontade que será determinante para não desistir.

Não se esqueça: visualização apenas não basta, sem ação nada acontece. Para que você cresça na sua vida pessoal e profissional, é preciso unir comprometimento e o envolvimento, ou tudo terá sido em vão. Um dia acreditaram que eu podia e dava conta, e eu estou aqui para dizer que você também pode e dá conta.

CARINA PREVIATO é pedagoga, pós-graduada em Docência do Ensino Superior, pós-graduada em Neurociência e Performance Humana, master coach integral sistêmico, CEO do Instituto Empodere de Treinamentos, mentora, escritora e palestrante. Sua missão é ajudar mulheres a encontrar o seu propósito, alinhando a vida pessoal e a profissional. Carina busca tirar as mulheres da dor, da zona de conforto e apresentá-las ao extraordinário que a vida tem a oferecer.

Contatos
Instituto Empodere: (44) 99183-1777
@carinapreviato
Carina Previato | Master Coach e Palestrante
Pode Tudo com Carina Previato
www.carinapreviato.com.br
carinapreviato@hotmail.com

Você precisa ser o protagonista do seu futuro para ser dono de si.

7. A TRANSFORMAÇÃO PELA NATUREZA

Patrícia Mosko

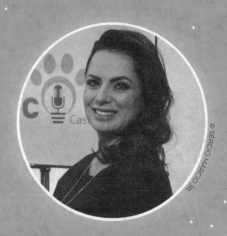

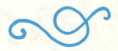

Vivemos atualmente uma era de questionamentos e de desmistificação de inúmeros dogmas. Uma época de transformação. A necessidade do despertar é iminente, e para isso torna-se essencial rever nossa relação com o mundo, conosco e com Deus. É impressionante a quantidade de pessoas que estão vivendo esse processo nada fácil nem romântico. É um caminho doloroso no qual é preciso olhar para si mesmo e admitir que "sobreviver" não pode ser o único objetivo da vida. E ao compreender que "viver" é muito mais, nos deparamos com outros problemas...

Eu vivi essa jornada de negação do "sobreviver" e ainda estou nesse caminho de sede de "viver". Um processo difícil que frequentemente vem acompanhado de depressão. No meu caso, o primeiro passo foi começar a remover cada uma das máscaras que vesti – de maneira imposta ou autônoma. O momento de dizer "não" – e confesso que essa parte foi até divertida. Não quero mais isso, não gosto daquilo, não quero mais este tipo de relacionamento... E, uma a uma, as máscaras foram caindo. O problema foi que, quando tirei todas elas, não consegui me enxergar, e outros problemas bem maiores apareceram: *Quem sou eu de verdade? E se nem eu sei quem eu sou, como posso ser amada?*

Segundo o dicionário,[11] felicidade é "o estado de uma consciência plenamente satisfeita; satisfação, contentamento, bem-estar". Então, como viver feliz sem consciência de si mesmo? Como o medo de não ser amado e aceito pode ser compatível com a felicidade? Fica claro que é preciso ser real, ser verdadeiro. E para mostrar ao mundo a sua verdade, é preciso se conhecer, se aceitar, se amar.

A felicidade é a comunhão com Deus, não sair do foco, manter-se na direção da luz. E as maiores leis de Deus são: ame a teu Deus acima de todas as coisas e ao teu próximo como a ti mesmo. (Mateus 22:37-39) E ainda: você é a imagem e semelhança de Deus. Todos somos apenas um: a unidade divina que se manifesta de maneiras diferentes em cada indivíduo, em cada ser criado. Logo, ocultar, encobrir, apagar o que realmente somos é exatamente o oposto do caminho da luz, do foco, da comunhão com Deus. Sem isso, estamos fugindo da felicidade.

No auge dos meus 40 anos, após ter conquistado tudo o que queria e havia planejado para minha vida – um casamento maravilhoso, uma filha linda, uma casa dos sonhos, um carro bacana, uma casa na praia, uma família unida, uma profissão que amo, uma carreira respeitável... –, eu ainda não estava feliz. A tristeza batia na minha porta diariamente e eu sentia vergonha de admitir que estava em depressão.

Como assim? Depois de tudo, depois de todo o esforço, o empenho, as conquistas, depois de me tornar uma referência para outras pessoas... como eu ousava não ser feliz? Como eu podia sentir tristeza se não havia uma doença grave na família, privação financeira, nenhum problema com álcool, abuso, drogas... Eu me sentia infeliz e envergonhada por estar infeliz. E não compreendia o porquê.

---

11 FELICIDADE. *In*: **Dicionário Houaiss**. Rio de Janeiro: Editora Objetiva, 2023. Disponível em: https://houaiss.uol.com.br/corporativo/apps/uol_www/v6-1/html/index.php#154. Acesso em: 29 set. 2023.

Comecei a me sentir irritada e sem paciência na presença das pessoas, mesmo as mais queridas. Evitava a todo custo conversas sobre felicidade e conquistas. As sensações de infelicidade, vazio, isolamento, irritação, frustração e vergonha eram minhas companheiras ao longo dos dias. Vivi vários anos em estado depressivo e, durante a minha jornada de autodescoberta, comecei a observar quais eram os momentos em que me sentia mais leve e mais feliz.

Lembro-me das lágrimas que rolaram diante da grandeza das Cataratas do Iguaçu, da emoção ao abrir a janela do quarto e ver marrecos selvagens nadando no lago, do riso fácil vendo meu dog alemão desastrado tentando se sentar no meu colo achando que era um poodle. Da energia que sinto quando me sento na areia da praia, do relaxamento ao andar descalça na areia, da delícia que é mergulhar nas ondas do mar, do pulsar forte do meu coração ao avistar um leão marinho, da gargalhada misturada às lágrimas de emoção quando uma baleia bateu com as costas no fundo do nosso barco, fazendo-o estremecer. A partir dessas situações, fui pesquisar como a natureza e os animais contribuem para a nossa saúde mental e fiquei surpresa com o que encontrei! No final deste texto, deixarei algumas indicações de artigos interessantes sobre o tema.

Lembro-me da alegria em ver uma paciente gatinha comendo depois que cantei para ela a musiquinha do lanchinho; da minha gorduchinha cane corso me consolando, colocando a cabeça no meu colo depois de uma briga feia com meu marido; do meu poodle lambendo minhas lágrimas quando recebi a notícia do falecimento do meu avô... Nossa, acho que posso passar dias e dias lembrando de momentos como esses, em que senti o afago de Deus pelo contato com a natureza e com os animais.

Hoje busco por ele de modo consciente. Quando estou sentindo que a energia está baixa, logo aviso que está na hora de me recarregar na praia e vou viajar, nem que volte o cheque! Ou quando tenho um dia difícil, afago meus cachorros bagunceiros assim que chego em casa e, sempre que possível, procuro orar diante da natureza, nem que seja só com a janela aberta, para sentir a brisa suave no meu rosto, como se fosse Deus soprando meus machucados. Algo mágico acontece quando você se conecta com todas as criações de Deus-pai: os animais e a natureza são capazes de levar você ao padrão essencial de vibração do amor.

Para viver a nossa verdade, é preciso sentir a segurança de sermos amados. Quando nos sentimos amados, sentimos que pertencemos, que fazemos parte de um todo, de um plano. Quando temos a certeza de que nossa existência não é aleatória ou despropositais, nos sentimos seguros, e isso facilita a conexão com nosso eu interior para sermos quem realmente somos. Assim, então, encontramos um propósito, algo pelo que brilhar.

Uma vez que conseguimos sentir que pertencemos e nos conectamos com nosso verdadeiro eu, facilmente mantemos o contato direto com Deus e nos conectamos com os outros seres humanos de maneira empática e verdadeira. Quando estamos conectados, presentes, amados, conseguimos viver a felicidade plena.

Um grande problema vivenciado pelas pessoas hoje é o da não aceitação. Ao longo da trajetória da humanidade, regras, costumes e dogmas foram criados para que nos encaixássemos em determinados padrões, pois sermos nós mesmos parece ser "vergonhoso". Mas acredite: a autenticidade é o caminho para a felicidade.

Os motivos pelos quais sofremos com o medo da autenticidade, com medo de sermos nós mesmos, são os dogmas e padrões criados há séculos... talvez milênios. A história de Adão e Eva é uma metáfora perfeita. Um medo histórico que se iniciou lá no jardim do Éden, quando Adão e Eva, depois de comerem o fruto proibido, começaram a sentir vergonha de si mesmos e passaram a se cobrir, com medo de serem vistos como eram.

Frases como "se você não for boazinha, ninguém vai gostar de você"; "homem não chora"; "mulher deve ser delicada"; "não chame a atenção dos outros, seja discreta"; "quando eu conquistar o que eu quero, serei feliz"; "a vida é assim mesmo" são capazes de podar a nossa espontaneidade, nos ensinando que estarmos presos é o ordinário. São falas assim que nos fazem acreditar que ocultar o nosso brilho é algo absolutamente natural. Fomos ensinados a viver assim.

Quando você se despir de todas as máscaras e se sentir vazio, com medo de não ser amado, use armas poderosas: a natureza e os animais vão conectá-lo novamente com a sua essência e despertarão o sentimento de pertencimento. Para isso, siga esses dois ensinamentos:

VIVA A NATUREZA

Contemple as paisagens; toque a terra, as plantas, a água; sinta as fragrâncias no ar dos bosques e florestas, das flores e em locais próximos a águas correntes. Os sons da natureza, como o do mar, da chuva, do canto dos pássaros, emitem uma frequência de 432 Hertz, conhecida como a frequência da cura.[12, 13] Nela, o cérebro consegue atingir a superconsciência, elevando a percepção de si mesmo, permitindo entender de forma mais apurada os sentimentos e emoções e romper padrões para desenvolver um novo mindset.

Ao estudar o assunto, aprendi que o contato visual da natureza pela observação do complexo de cores, perspectivas e brilhos,

---

12 GONÇALVES, G. S.; MATOS, G. A. D.; NETTO, M. A. S. B.; SILVA, F. J. D. Conceitos de frequências sonoras da natureza aplicados na arquitetura bioclimática, **IX ENSUS – Encontro de Sustentabilidade em Projeto**, Florianópolis, v. IV, ed. 152, maio 2021. Disponível em: https://repositorio.ufsc.br/bitstream/handle/123456789/228974/VOLUME%20IV%20-102-113.pdf?sequence=1&isAllowed=y. Acesso em: 9 out. 2023.

13 KUO, M. How might contact with nature promote human health? Promising mechanisms and a possible central pathway. **Frontiers in Psychology**, Illinois, v. 6, n. 1093, 25 ago. 2015. Disponível em: https://www.frontiersin.org/articles/10.3389/fpsyg.2015.01093/full. Acesso em: 9 out. 2023.

oferece estímulos de prazer ao cérebro e desvia a atenção dos problemas, chegando a reduzir a percepção de dor. O contato com a natureza, seja plantando uma horta ou caminhando descalço sobre a relva, melhora a qualidade de sono – o que leva ao relaxamento profundo –, restaura a atenção, controla impulsos e reduz comportamentos deletérios à saúde, como fumar, beber e comer demais. Sentir as fragrâncias reduz o estresse, a depressão e a até mesmo a violência.

ESTEJA NA COMPANHIA DE UM ANIMAL DE ESTIMAÇÃO

Deixe-o se aproximar, acaricie-o, sinta seu afago, converse com ele, exponha seus sentimentos. Animais de companhia são ótimos ouvintes e muito empáticos. Em um experimento publicado na Inglaterra em 2020,[14] colocou-se um cão diante de duas pessoas, uma chorando e outra rindo, e observou-se que naturalmente os cães se aproximavam das pessoas chorando e buscavam confortá-las.

Conversar com os animais de estimação nos permite organizar os pensamentos e, assim, ficamos mais aptos a identificar os problemas e a criar estratégias para superá-los. A conversa com o pet é segura, pois é isenta de julgamentos. Ele não nos interrompe nem critica, e não fica sugerindo soluções para nossos problemas. Nos momentos de crise, eles nos distraem, trazem leveza e humor, tiram o foco da dor, e com isso aliviam sintomas de estresse pós-traumático, depressão e crises de ansiedade.

Os animais oferecem companheirismo, conforto, nos fazem reter o sentido positivo de identidade e dão sentido à vida. Para

---

14 MEYERS-MANOR, J. E.; BOTTEN, M. L. A shoulder to cry on: heart rate variability and empathetic behavioral responses to crying and laughing in dogs. **Canadian Journal of Experimental Psychology**, Montreal, v. 74, n. 3, 2020. Disponível em: https://psycnet.apa.org/doiLanding?doi=10.1037%2Fcep0000225. Acesso em: 9 out. 2023.

eles, não importa se você erra, se é feio ou bonito, se está mais gordo ou mais magro, se é alto ou baixo, se tem algum defeito ou se está com o saldo bancário cheio ou vazio. Para os animais basta você ser, estar, existir.

Também é muito importante livrar-se do medo que nos afasta do sentimento de pertencimento e nos mantém com a sensação de não sermos bons o suficiente. Enquanto o medo nos dominar, jamais conseguiremos expressar todo o nosso potencial. Jamais conseguiremos deixar a vida fluir através de nós e por isso não atingiremos o nosso brilho máximo.

Meu conselho é: use o que Deus lhe deu! Olhe para fora e veja as criações perfeitas. Lembre-se: você é parte disso. Deixe de condicionar o amor dos outros pelo que você tem ou pelo que representa. O amor é muito mais simples do que isso. O mais importante sempre será o que você é, mesmo que não tenha consciência plena disso agora. Deus te conhece, Ele sabe seu propósito, Ele enxerga o seu brilho e nunca o deixará desamparado.

Olhe para fora e veja que este mundo foi feito para nós, para vivermos em comunhão plena. Observe que as outras criações de Deus simplesmente são e nós as amamos por isso. O fluxo de energia de amor, de cura e de paz flui naturalmente através das criações.

Então chega de criar obstáculos mentais ao fluxo natural. Que possamos aprender com nossos irmãos animais a simplicidade do ser, e com a natureza o poder do ser, e com Deus a grandeza do ser. Deixe fluir, simplesmente seja!

Deus criou o mundo completo: natureza, animais e seres humanos. A integração de todos não é aleatória e tampouco despropositai. Deus nos fez parte de um todo imperioso e infinito em beleza. Nós somos os seres mais complexos, pois somos Sua imagem e semelhança. Mas Deus, em sua infinita bondade, nos mostra em cada detalhe como a vida pode ser bela e simples, por isso nos deixou presentes para que possamos regular sentimentos, emoções, pensamentos e mesmo a saúde, simplesmente por estarmos conectados.

Sinta-se parte. Sinta-se amado. Você não teria ganhado presentes tão belos se não fosse absolutamente especial! Ei, o que você está fazendo aí que ainda não foi lá fora aproveitar um pouco?

PARA SABER MAIS!

COLYNO, S. Cães podem se 'contagiar' com as emoções de seus donos. **National Geographic**, 10 out. 2021. Disponível em: https://www.nationalgeographicbrasil. com/animais/2021/10/caes-podem-se-contagiar-com-as-emocoes-de-seus-donos. Acesso em: 19 set. 2023.

KUO, M. How might contact with nature promote human health? Promising mechanisms and a possible central pathway. **Frontiers**. Disponível em: https://www.frontiersin.org/articles/10.3389/fpsyg.2015.01093/full. Acesso em: 19 set. 2023.

GRINDE, B.; PATIL, G. G. Biophilia: does visual contact with nature impact on health and well-being? **MDPI**, 31 ago. 2019. Disponível em: https://www.mdpi.com/1660-4601/6/9/2332. Acesso em: 19 set. 2023.

BROOKS, H. L. *et al*. The power of support from companion animals for people living with mental health problems: a systematic review and narrative synthesis of the evidence. BMC Psychiatry, 5 fev. 2018. Disponível em: https://bmcpsychiatry.biomedcentral. com/articles/10.1186/s12888-018-1613-2. Acesso em: 19 set. 2023.

PATRÍCIA MOSKO é médica veterinária e professora. Doutora em doenças renais, há duas décadas vem tratando animais e sendo amparo para milhares de famílias multiespécies. É coautora de obras técnicas importantes e palestrante renomada em sua área de atuação.

Contato
@patricia.mosko

Sinta-se parte. Sinta-se amado. Você não teria ganhado presentes tão belos se não fosse absolutamente especial!

8. A IMPORTÂNCIA DE SENTIR

Najma Alencar

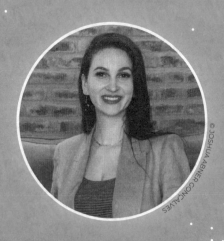

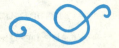

Viver a nossa verdade é sempre um grande desafio. Algumas pessoas tendem a temê-la por associarem-na a uma "personalidade forte", ou seja, má educação, expressão de pensamentos sem filtro social. Na verdade, isso é arrogância, e queremos evitar isso. Viver a sua verdade é estar conectado consigo, é viver com leveza, presença e conexão. Viver de acordo com o que é importante para você, com os seus valores, e protegê-los, em vez de se tornar refém de si mesmo. Isso é autoestima!

Quando você está desconectado de si e de seus valores, é possível que se sinta desanimado, explosivo e inferior. Trabalhar e se relacionar podem parecer não fazer sentido, uma vez que esse sentido vem da conexão interna. Sem isso, você vive esperando ansiosamente as sextas-feiras e seu relacionamento afetivo está sempre em pé de guerra. Quanto mais distante de si, maior será também a distância entre você e as pessoas que ama.

A falta de conexão com seus valores e sua essência pode levá-lo à busca incessante por validação externa, comparando-se e pedindo confirmação das suas ações o tempo todo. Precisar de validação e aprovação externa é algo que pode se estender a todas as áreas da vida, mas essa validação momentânea muitas vezes não preenche o vazio interno causado pela desconexão da própria essência.

Então vem a insegurança, a ansiedade e a sensação de que não se tem liberdade de ser autêntico ou de se expressar. Seu humor muda conforme a quantidade de atenção que você recebe no dia, o número de curtidas nas redes sociais, e oscila de acordo com os outros – a famosa esponjinha, que fica absorvendo o humor alheio. Qualquer situação pode levar você a um acesso de raiva num piscar de olhos. Tudo isso é reprimido e guardado numa caixa mental, a qual chamo de caixa de Pandora emocional.

Já ouviu a expressão "ferida aberta sangra"? Quando estamos nos sentindo inferiores pela comparação constante, ou quando existe uma sede de atenção que acaba criando brigas no relacionamento, isso acontece porque não conhecemos nossa essência e nossos valores com profundidade. Algumas relações se tornam arrastadas, e as pessoas permanecem nelas por medo de sair ou até mesmo por comodismo, e não por um desejo genuíno de estar presente. Você já se sentiu assim?

Adiar decisões por receio de se expressar ou por medo de as pessoas irem embora significa viver uma vida moldada pelas expectativas alheias, buscando validação e aprovação baseado no que é importante para todo mundo menos para você. Será essa a verdadeira razão da sua existência neste mundo? Precisar ser perfeito em tudo o que faz? Perfeito para alguém e desconectado de si mesmo?

Considere quanta ansiedade e angústia isso tem gerado, além das próprias questões dentro das suas relações. Sentir-se preso dentro de si mesmo é algo que passa despercebido aos olhos de muitos.

Algumas pessoas enfrentam um sentimento profundamente enraizado de insegurança em relação a si mesmo e às suas decisões, o que se manifesta por meio de vários pensamentos de dúvida sobre relacionamento ou trabalho. São indivíduos que estão sempre questionando se são bons o suficiente e se inferiorizando.

Uma boa parte das mulheres busca por validação externa e são consumidas por uma ansiedade intensa, sempre preocupadas com o que os outros vão falar, fazendo comparações e convivendo com um grande medo de errar. No relacionamento amoroso, as brigas e os conflitos acontecem por se sentirem inseguras e terem medo de expressar o que pensam e sentem. Assim, acabam colocando tudo na caixinha de Pandora, até a hora em que ela se enche tanto que explode. Mesmo na explosão, o sentimento presente é que não são boas o suficiente para seus parceiros, parece que estão sempre em alerta, com medo de serem deixadas.

Já os homens tendem a sentir a desconexão na falta de sentido e desânimo que aparecem principalmente no trabalho. Já no relacionamento, vão ficando menos presentes e despreocupados com a saúde da relação. Por serem estimulados a não expressar seus sentimentos e pensamentos, vivem reprimindo e implodindo e/ou explodindo.

O medo de expor emoções vem de situações que você já viveu, ouviu ou sentiu durante toda a vida – muitas repreensões e até mesmo a proibição do sentir. E há algumas frases clássicas que ouvimos na infância como "engole o choro", "menina não pode ficar brava", "você chora demais"... São falas que foram repetidas tantas vezes que aprendemos que sentir é errado. Várias clientes de psicoterapia me perguntam: "Como faço para não sentir?". Eu percebo que, na verdade, isso acontece porque não sentimos direito. Quanto mais tentamos não sentir, pior é. E essa proibição vem das associações emocionais que temos. A insegurança vem da baixa autoestima, que é não saber reconhecer seu valor, associada à falta de conexão consigo e à busca de preencher isso externamente com a validação do outro. A ansiedade vem como uma consequência do clássico medo da solidão e o de perder o amor de alguém.

A sua autoestima (seu valor) é uma bússola invisível que direciona seus caminhos. Para onde você está indo? Conecte-se com seus valores, com quem você é, e se preencha de si mesmo. Só assim você estará pronto para viver relações incríveis. Quando você entende quais são seus verdadeiros valores e passa a nutri-los e a cuidar deles de maneira consciente, sua "bússola" não é mais tão invisível assim. Você adquire o poder de direcionar ações em busca de uma vida com conexão, presença e felicidade.

A pergunta que faço é: para onde você quer ir? Para onde você pode direcionar sua potencialidade? Conectar-se com seus valores tem a ver com criar um elo de confiança e segurança em si e não mais em coisas externas, como aprovação, curtidas, status... É sobre estar bem com você, gostar de você e da sua companhia.

Quando falo isso para meus clientes, alguns comentam: "Mas eu não gosto de mim". Caso esse pensamento tenha passado na sua mente, direi a você o que digo a eles: "Você é o relacionamento mais longo da sua vida, se não gostar de você, quem vai? Seja a pessoa que quer ter para o resto da sua vida, aprenda a se orgulhar das suas conquistas e lembre-se de ser respeitoso com todos, inclusive consigo mesmo".

Mas como fazer para lidar com as emoções? Não se trata de deixar de sentir, mas sim de se autorizar a sentir. Imagine as emoções como pequenas bolinhas de luz que passam por seu coração. Se você colocar uma tampa ali, elas vão se acumular e explodir. Para se permitir sentir, é essencial parar de reprimir. As emoções fluem em questão de minutos, mas, quando são impedidas, se mantêm presentes por dias, o que leva à desmotivação, explosão e desconexão.

Para lidar com todas as emoções, escolha uma que você esteja sentindo no momento. Escreva uma carta à emoção escolhida, como se estivesse conversando com ela diretamente. Expresse seus sentimentos, pensamentos e experiências ligados a ela. Ao final da carta, reflita sobre como você está se sentindo. Quando sentir raiva, relate a situação, como se sente física e emocionalmente e quais são seus pensamentos no momento. Escreva como você normalmente reage quando sente raiva e como gostaria de reagir, de maneira mais saudável, a partir de agora.

Para lidar com o sentimento de insegurança, identifique um pensamento inseguro que você frequentemente tem sobre si, como "não sou bom o suficiente". Anote o pensamento e o desafie com evidências concretas que o contradigam. Por exemplo, liste conquistas passadas, habilidades e momentos em que você se saiu bem. Reescreva o pensamento inseguro de maneira mais realista e equilibrada. Por exemplo, transforme "não sou bom o suficiente" em "eu tenho minhas qualidades e habilidades que me tornam valioso".

Para se conectar com seus valores, escreva, em duas colunas, uma lista deles e de pontos fortes que você consegue reconhecer na sua personalidade. Na coluna "valores", liste aqueles que são importantes para você, como honestidade, justiça, generosidade, integridade, amor, crescimento pessoal, fé etc. Na coluna "pontos fortes", anote características positivas de sua personalidade, como coragem, criatividade, paciência etc. Ao lado de cada um, escreva uma breve frase explicando por que esse ponto forte é significativo para você. Depois, reflita sobre como eles influenciam suas escolhas e comportamentos.

Finalmente, para se conectar com si mesmo, vá passear, tenha um tempo sozinho, visite um parque, coloque fones de ouvido sem música apenas para não se distrair, apenas para se sentir mais à vontade, e pergunte em voz alta como você está, o que acha do seu casamento, por que seu trabalho o faz feliz, o que é muito importante para você. Em seguida, desafie-se a prestar atenção, fomentar e ter ações práticas com seus valores. Por exemplo, para a generosidade, faça dois atos de bondade durante a semana e veja como se sente.

Tive um paciente, o qual chamarei de B., que estava passando pelo término de um casamento de treze anos. Ele se percebia mais tenso e impaciente no trabalho, e até entrou em uma discussão. Quando chegou à terapia, ainda não havia percebido o quão cheia estava sua caixa de Pandora emocional. Trabalhamos usando os métodos que acabo de ensinar a você. Praticando a conexão com as emoções, B. passou a se perceber mais e a não reprimir suas emoções. Assim, percebeu que a raiva sempre esteve presente, uma emoção que sempre fora proibido de sentir em sua infância.

Quando esteve mais atento a ela e direcionou suas ações, B. usou essa emoção para lidar com a dor do luto de um relacionamento falido. Quando aprendeu mais sobre seus valores, por meio de um teste que passo a meus clientes, entendeu que as situações que mais afloraram a raiva nele estavam ligadas a algo que cutucava seu senso de justiça e/ou sua integridade, valores muito presentes em sua personalidade. Entendeu que toda vez que aceitava passar por cima de si mesmo, algo dava errado, e então seu corpo logo reagia com ansiedade, inquietação, nervosismo.

Com o treino desse método, B. fortaleceu ainda mais aquilo que era importante para si e aprendeu a proteger seus valores em vez de tentar não ser ele mesmo. Ao viver de acordo com sua verdade, ele saiu da depressão e sua ansiedade diminuiu, e B. se entregou a um novo trabalho e a uma nova relação, bem mais conectado, presente e se respeitoso – afinal, essa proteção a qual me refiro tem a ver com limite. Limite é o que você aceita, até onde permite que as pessoas vão. Infelizmente, raramente conseguimos colocar limite em outras pessoas.

A vida pode ser frenética e caótica, levando-nos a uma corrida constante. Mas a habilidade de encontrar paz em meio ao caos é o que nos ajuda a ouvir nossa bússola interna, a regular a agulha e escolher para onde queremos ir. Tem uma máxima na Psicologia que fala que, quando paramos de evoluir, começamos a definhar, e eu acredito muito nisso. Então, não deixe para fazer as atividades depois, desenvolva-se agora mesmo para crescer e evoluir. O senso de autorrealização é uma das coisas que nos mantém conectados com o fazer com sentido.

É muito importante que você coloque em prática esses passos, assim como meus clientes de psicoterapia e da mentoria, pois dá certo, os resultados são reais! Posso lhe assegurar que esse caminho vai lhe trazer para mais perto de si. E quando isso acontecer, tudo a sua volta parecerá menos intenso e difícil, e você deixará de ser um mero expectador das suas emoções, que antes controlavam sua vida. Você ganhará maior controle de suas decisões e escolhas. Não coloque seu controle emocional nas mãos dos outros, esteja presente e conectado com sua verdade, isso lhe dará um superpoder!

Ao abraçar suas emoções, você cultiva um espaço de conexão e evita que o caos emocional tome conta. Reconhecer seus valores e pontos fortes é como sintonizar uma bússola que orienta suas decisões e molda o seu propósito. Lembre-se: a jornada não é linear, mas cada curva o levará para mais perto da sua verdadeira essência. Por isso, mantenha-se firme em sua busca. Confie no seu poder. Este é um convite para se conectar com a essência mais profunda de quem você é e com aquilo que realmente importa. A maior contribuição que você pode oferecer ao mundo é extrair o melhor de si mesmo.

PARA SABER MAIS!

Se você está desconectado de um relacionamento amoroso e precisa de uma ajudinha extra, compartilho, gratuitamente, o ebook *Primeiros passos para sair da dependência emocional*, escrito por mim, que desenha de maneira prática o que é a dependência emocional e os primeiros passos para sair dela. Basta acessar o QR Code abaixo!

84

NAJMA ALENCAR é psicóloga de independência e liberdade emocional. Palestrante e formadora de mulheres confiantes, apoia pessoas no Brasil e no exterior na conquista de relacionamentos leves e saudáveis. Tem como propósito impactar mulheres de todo Brasil, levando conexão, autoestima e independência para que vivam de modo leve consigo mesmas e com os outros.

Contatos
 @najma.psi
 Najma Psi
▶ Najma Psi | Independência Emocional

Ao abraçar suas emoções, você cultiva um espaço de conexão e evita que o caos emocional tome conta.

9.
A PRECIOSA JORNADA DA VIDA

Angela Tabata

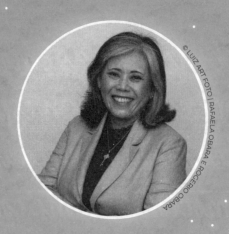

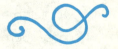

A vida rotineira pode nos levar a não perceber que estamos vivendo no "piloto automático", nos esquecendo de nós mesmos, sendo levados pelas circunstâncias e deixando de ser os condutores da própria vida. É a famosa "zona de conforto", que paralisa e destrói sonhos porque nos leva a abandoná-los, procrastinando e justificando "não ter tempo para eles" ou sentindo-nos incapazes de realizá-los. Isso é autossabotagem, que tem como consequência a queda de autoestima.

A sensação é de solidão, e passamos a percorrer um caminho tenebroso de dúvidas, incertezas e medos que nos aprisionam ao passado. Vive-se uma constante angústia e aperto no coração de origem desconhecida. Nos comportamos como vítimas das circunstâncias e caímos no círculo vicioso do vitimismo. Andamos com olhar cabisbaixo e sem brilho, sem perspectiva de futuro. A fadiga toma posse do corpo e a preguiça frequente nos rouba o ativo mais precioso: o tempo. Olhamos para trás com a sensação de não ter construído nada.

Até que situações ou circunstâncias da vida, como uma doença grave, a perda de um ente querido, um evento traumático, uma violência ou mesmo uma experiência de quase morte, nos lança na escuridão do fundo do poço, no deserto existencial. Nesse momento, começamos a questionar o porquê de estarmos vivendo em sofrimento e nos revoltamos inclusive contra Deus, questionando a existência divina.

Infelizmente, muitas pessoas que passam por situações assim não conseguem ver que é justamente nesse lugar de sofrimento que se encontra a oportunidade de crescimento e evolução, pois é quando se tem a oportunidade de transformar a nossa visão, pensamento, emoção e sentimento. Por isso Deus permite que vivamos essa situação.

As pessoas chegam a situações de tristeza e desamparo porque não sabem quem realmente são, não percebem que têm qualidades, acreditaram no que ouviram a seu respeito nas fases iniciais da formação psicoemocional. Foram falas como "você não consegue", "você não é bom como seu irmão", "precisa fazer alguma coisa, só tira nota vermelha", "mão furada, você derruba tudo", "só vive no mundo da lua, não faz nada direito", "ninguém gosta de você"...

Tudo isso gera falsas crenças de que você não é capaz de correr atrás dos próprios sonhos, que não é digno de ter determinadas coisas. Ao ter uma percepção errada de si, ou seja, ao não se conhecer, a pessoa deixa de governar a própria vida, podendo até permitir que outros o façam, como nos casos de relacionamentos tóxicos em que há dependência emocional.

O mergulho para dentro de si em busca do autoconhecimento é o caminho sábio que vai revelar a verdade sobre a sua identidade, seus talentos e suas vulnerabilidades, dando-lhe a oportunidade de potencializar suas qualidades positivas e eliminar as negativas. É preciso tirar o foco do passado, dos sentimentos negativos, do medo, da culpa e do remorso para conseguir olhar positivamente o futuro, mesmo sem o conhecimento de como ele será. É como se a luz do mito da caverna de Platão[15] iluminasse o deserto e passasse a guiar os nossos passos, indicando o caminho a ser percorrido para que possamos renascer das cinzas como a fênix.[16]

---

15 PLATÃO. Mito ou alegoria da caverna de Platão. *In*: **A república**. São Paulo: Editora Nova Cultural, 2004.

16 FÊNIX. **História do mundo**. Disponível em: https://www.historiadomundo.com.br/idade-antiga/fenix.htm. Acesso em: 19 set. 2023.

A jornada do autoconhecimento começa a partir do momento em que nos questionamos: *Como será a nossa vida daqui a dez, quinze, vinte ou trinta anos. Se desejamos uma vida diferente de hoje, o que devemos fazer?* Lembre-se de que "insanidade é continuar fazendo sempre a mesma coisa e esperar resultados diferentes", como disse Einstein.

Então, para que haja mudança, é preciso decidir mudar. E para isso você deve se autoconhecer. Essa é a segunda etapa, e a mais difícil, porque o autoconhecimento é um mergulho para dentro de si, e é necessário coragem para abrir a "caixa-preta" do seu inconsciente e permitir que tudo saia de dentro dela. Primeiro vão sair os erros, as falhas, os sentimentos negativos, as mágoas e os ressentimentos. Será necessário reconhecê-los, aceitá-los, eliminá-los e corrigi-los.

Para eliminar os erros, deve-se aprender com eles, mudar os planos e as estratégias para que seus atos se tornem efetivos. Você aprende com os erros fazendo-se o seguinte questionamento: *O que posso aprender com essa dificuldade? Como fazer diferente para não errar de novo?*

Em relação às mágoas, deve-se destruir o orgulho, tornar-se humilde e perdoar a pessoa que causou o ressentimento, a decepção. Pedir perdão a ela, além de se autoperdoar, para se libertar da névoa que cobre seus olhos e que o impede de ver verdadeiramente as virtudes do outro, e não apenas as falhas. Os sentimentos negativos são consequência de carregar, inconscientemente, a culpa pelas falhas ou por ter magoado alguém.

Na fase seguinte do autoconhecimento, descobre-se todas as qualidades e os talentos que são a sua essência. No fundo da "caixa-preta" do inconsciente, restará a fé, a esperança e o amor, que são dádivas divinas. Fé é acreditar nas suas potencialidades e na sua capacidade de fazer o que precisa ser feito, ou seja, ter autoconfiança. Fé é acreditar que seu sonho está realizado no futuro, mesmo que não seja possível ver isso no presente. É acreditar que Deus existe e que pode tornar o impossível em possível, se você fizer a sua parte também. Aproveito este momento para indicar o filme *O fazendeiro e Deus*,[17] baseado no livro *Faith Like Potatoes*, de Angus Buchan. É um incrível longa-metragem que explica o que é fé e mostra o poder dela. Vale a pena!

Esperança é saber esperar o tempo certo de as coisas acontecerem, com confiança e convicção. Amor é a energia divina, suprema e positiva que nos dá força, coragem, motivação e determinação para realizar os sonhos que ficaram engavetados por muito tempo. É o coração repleto de amor que nos permite perdoar e agradecer por tudo que passamos na vida, pelos bons momentos que se transformam em belas recordações que carregaremos para sempre. Plenitude é a satisfação com o que se é, com as habilidades que possuímos e com as recompensas decorrentes do nosso esforço e dedicação. Devemos agradecer até mesmo pelas valiosas lições de vida que nos permitem evoluir, que foram aprendidos das situações difíceis e dos desafios que superamos.

No início da pandemia de covid-19, eu vi a morte bater à minha porta duas vezes. E uma delas, a mais marcante, foi quando escapei de ter sido atacada por ter chegado dez minutos depois que um ladrão deixou o meu apartamento. Eu deveria ter chegado vinte minutos antes, se não tivesse ficado vinte minutos no celular explicando a uma paciente as implicações de morte na família com diagnóstico de câncer de pâncreas, além de consolá-la pela perda do ente querido. Aquele evento me deu a consciência de que eu poderia não estar viva para contar essa história se não tivesse ocorrido o livramento divino.

Demorei muito tempo para perceber isso, pois estava presa na escuridão do estresse pós-traumático, com medo de tudo e de

---

17 O FAZENDEIRO de Deus. Direção: Regardt van den Bergh, EUA: Sony Pictures, 2006.

todos, sem confiar nem na minha própria sombra. A visão trágica do meu futuro se eu continuasse a ser como antes me fez tomar a decisão de mudar, o que me levou a pedir ajuda a Deus. Isso conduziu-me à busca pelo autoconhecimento por meio de livros, vídeos, filmes, cursos e terapias, o que me proporcionou a descoberta de potencialidades que eu não sabia que possuía. Além disso, o autoconhecimento me levou a reconexão com Deus através do Estudo das Sagradas Escrituras, comigo mesma e com as pessoas ao meu redor.

Eu era uma pessoa extremamente tímida e com muita dificuldade para falar em público. Mesmo durante meu processo de autoconhecimento, comecei a fazer *lives* no Instagram e palestras. Meu networking aumentou e retomei laços de amizades. E agora que escrevo este capítulo, eu desengaveto e inicio a realização de um sonho: ser escritora para ajudar pessoas. Falar de coração para coração e mostrar que sempre há uma luz. Provar que pensamentos, emoções, sentimentos e atitudes positivas conduzem à solução sempre.

Quando você se autoconhece, pode começar a usar seus talentos e trabalhar as suas vulnerabilidades a seu favor, como exemplo, o medo pode ser um freio para o excesso de otimismo no planejamento de um projeto, ou seja, o medo se transformando em prudência. Assim, você reconhece que é um ser humano em evolução, por isso é imperfeito e se aceita como é, começa a amar a si mesmo para poder amar o outro. Nunca se esqueça de que somente podemos dar ao outro o que temos dentro de nós.

Ao se autoconhecer verdadeiramente, você passa a ser autêntico, harmônico, viver a sua verdade, deixar de querer viver a vida do outro, mas sim experenciar o seu melhor, porque agora sabe que para cada um de nós há um roteiro de uma vida plena aguardando para ser trilhado, mesmo com os percalços no caminho. Você tem certeza da sua verdadeira essência, sabe o que nasceu para ser e é capaz de escrever a própria história com alegria e amor no coração, para fortalecer conexão com pessoas, pedir perdão, perdoar e agradecer sempre.

Você é o dirigente da sua vida e começa agora a brilhar por causa disso. Descobriu que o brilho vem de dentro para fora. A partir de hoje, você reflete a luz que há dentro de si e começa a sentir a necessidade de querer que as pessoas que ama também brilhem ao seu lado. Esse brilho é contagiante, envolvente e atrai novas conexões e oportunidades. Agora você sabe que todo evento negativo tem sua contrapartida positiva porque aprendeu a olhar com os olhos da sabedoria do eterno aprendiz.

A sua vida plena é construída passo a passo, vencendo desafios. Todas as vezes que você os supera, ao olhar para trás, tem a certeza de que ganhou experiência de vida, que é uma pessoa forte e corajosa, capaz de ver o futuro desconhecido com olhos de fé e esperança. Acreditando que todos os seus sonhos serão realizados durante a jornada da vida com amor, alegria e gratidão no coração.

Caminhando dessa forma, você chegará ao final da vida com a convicção a qual Fernando Pessoa escreveu: "Tudo vale a pena, se a alma não é pequena". Você será um exemplo de força e superação para os seus descendentes. Continue a leitura e segure na mão de todos os autores aqui presentes, e encontrará o seu caminho único, porque você é autêntico e nasceu para brilhar!

ANGELA TABATA é ginecologista e obstetra, graduada em 1995. Fez residência médica de fevereiro de 1996 a janeiro de 1999 e concluiu seu mestrado em 2003 pela Unifesp. Acredita que a ciência e a conexão com Deus proporcionam benefícios para todos, pois é o que permite a ela ver e tratar suas pacientes de maneira holística.

Contatos
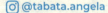 @tabata.angela
Menopausa: Calores e Emoções

A sua vida plena é construída passo a passo, vencendo desafios.

10.
REFAZENDO OS CONTRATOS DA VIDA

Adailton Salvatore Meira

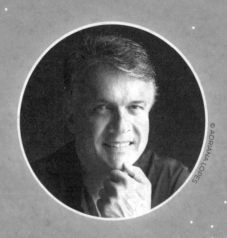

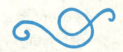

Em meu consultório, recebo muitas pacientes com candidíase de repetição, cansadas de tomar remédios e terem recidivas. Outras apresentam cistites, endometriose, miomas, cistos de ovário, casos de câncer. A elas, eu costumo fazer a seguinte pergunta: "Já agradeceu a sua doença hoje?"

Faço isso porque acredito que essas doenças nas mulheres acontecem para trazê-las de volta para si mesmas, para mostrar que não estão ocupando o seu lugar, não estão conectadas com sua essência. Essas pacientes geralmente têm casa, marido, carro e emprego, mas se sentem infelizes, não estão completas, falta-lhes algo. Elas geralmente estão apenas tentando fazer as pessoas felizes, preenchendo o vazio dos outros, cuidando de todo mundo. Mas não vivendo a própria verdade.

Eu estive no mesmo lugar dessas mulheres e por isso posso mostrar a saída. Quando completei 50 anos, estava vivendo o sucesso e tinha destaque profissional por ter sido um dos precursores do parto humanizado no Brasil. Fui um dos primeiros médicos a fazer um parto na água em hospital em Campinas e São Paulo. Eu tinha tudo, mas faltava algo. Faltava o amor-próprio que estava perdido há muito tempo.

Nessa fase, descobri que eu não vivia minha própria vida, eu vivia para cuidar dos outros. Cuidava de todo mundo – mãe, irmãos, pacientes, animais, cônjuge, enteados... – menos de mim mesmo. Era o típico "salvador", algo comum em médicos e terapeutas.

Foi então que tive a minha primeira experiência com constelação familiar, quando me veio à consciência que eu tinha um contrato com minha mãe, "assinado" ainda no útero: eu seria o seu salvador.

Levei quase quatro anos para ressignificar a relação que tinha com a minha mãe, retomar as rédeas da minha vida e alçar voo. Foi nessa experiência que descobri que a constelação familiar é uma ferramenta poderosa para ampliar a consciência, e decidi ser constelador. Mas a jornada foi longa...

Aos 53 anos, descobri um câncer de próstata, bem no início, e vivi uma autocura, algo em que eu acredito. Aos 55, tornei-me pai pela primeira vez, depois de me reconciliar com meu próprio pai. E assim a minha história de vida me levou a desenvolver um método que traz à consciência o lugar que as pessoas ocupam em suas famílias.

No caso de minhas pacientes "mães de suas mães", o que eu faço é mostrar-lhes como fazer um novo contrato com a própria vida. A endometriose, por exemplo, é comum em filhas que amam suas mães em excesso e acabam se prejudicando. Por já terem uma "filha", que é a própria mãe, elas não conseguem gerar outros bebês. Criam resistência ao masculino, assumindo as crenças ruins da mãe em relação ao pai. Generalizam que "homem não presta mesmo" e estabelecem relações que confirmam a crença materna.

Outra situação comum em mulheres que se tornam mães da mãe, ou do marido, e que prendem filhos grandes em casa é ter doenças de repetição, como a cistite, pois a urina sinaliza que estão em outro território. São mulheres que vivem fora do seu lugar saudável de filha, mulher e mãe. Da mesma forma, conflitos de sexualidade geram candidíase, endometriose, miomas, corrimentos e hemorragias, entre outras questões de saúde. Por isso digo que a doença vem para trazer a pessoa de volta para si mesma, para ela encontrar o seu lugar e viver a sua verdade. Quando isso acontece, a doença vai embora, seja ela qual for.

Eu passaria um dia inteiro contando casos de sucesso de pessoas que acordaram para viver a própria vida e que se curaram de doenças severas que apareceram para trazê-las de volta para elas mesmas, para que se lembrassem de acender a candeia e brilhar a própria luz, de viver com amor-próprio e o propósito pelo qual vieram a este mundo.

A grande dificuldade de se encontrar a verdade e viver a própria vida é que a alma da criança se conecta com a alma da família desde que ela está no útero, dentro da alma da mãe, ligada à alma da mãe. Em gratidão e amor por ela, a criança desenvolve um sentimento de pena, olha para a mãe como uma coitadinha que não conseguiu ser feliz, que vive decepcionada com o marido. Decide, então, preencher esse vazio e assina o contrato de colocar a mãe em primeiro lugar.

A primeira cláusula deste contrato é: "mamãe, eu abro mão de viver a minha vida para preencher o seu vazio, para fazer você feliz, para cuidar de você e, se necessário, eu dou minha vida por você" (quantas filha falam isso literalmente!). Mas a alma dessa pessoa sofre por ela não se colocar em primeiro lugar, por pensar que ao fazer isso se tornaria egoísta. Mas a verdade é que se priorizar é recuperar o amor-próprio.

Assim como a árvore se fortalece por meio das raízes, nós nos conectamos com a vida por meio dos nossos pais. Rejeitá-los – os dois ou um deles – é cortar nossa base, e isso nos enfraquece. Assim, devemos nos colocar na posição de filha ou filho, aceitando os pais sem nenhuma restrição. Trata-se de uma aceitação plena de tudo o que aconteceu no passado, por mais duro e traumático que tenha sido, pois é dessas circunstâncias que você vai tirar grandeza e força para dizer, em seu coração, o grande e maravilhoso "SIM" para a vida. Então, você se conectará com a sua verdade, a verdade da alma, e poderá também ter uma conexão espiritual com o Criador.

Todas as pessoas têm algo a reclamar da mãe, do pai e da infância. Essas reclamações trazem à tona sentimentos de injustiça, o desejo de que tudo aquilo não tivesse acontecido. Sob o prisma do olhar da justiça, podemos concordar; mas pelo olhar da vida tal como ela é, não. A força do presente momento vem justamente de todas as dificuldades que cada um viveu na infância.

O trabalho da constelação familiar é conduzir a pessoa ao encontro de amor com a mãe, com o pai e com a vida. E então algo maravilhoso acontece. O primeiro passo de quem faz uma constelação para si é realinhar-se com a mãe, ressignificar o contrato assinado dentro do útero, e devolver para ela todas as questões que lhe pertencem. Sair do lugar de mãe da mãe é um grande passo. Depois disso, naturalmente nos ressignificamos igualmente em relação ao pai. Lembre-se de que, do mesmo modo que uma planta que recebe muita água pode morrer com o excesso, uma filha pode ficar abafada, atrofiada, quando a mãe superprotege, e vice-versa.[18]

Quando faço um atendimento individual de constelação familiar, peço para a pessoa posicionar peças representando a mãe, o pai, a doença, ela mesma e tantas quanto forem necessárias. A pessoa que olha as peças e visualiza a relação entre elas nunca mais será a mesma. A imagem fica registrada em sua mente, em sua alma. Ela percebe onde está, e compreende a função da doença e do sofrimento.

Cada pessoa que atendo recebe um mantra, que pode ser, por exemplo: "eu em primeiro lugar". Recebe ainda instruções de hábitos, sendo o primeiro deles tomar um copo de água morna em jejum ao despertar (antes de abrir o celular) e depois repetir uma

---

18 HELLINGER, B. **Ordens de ajuda**. Belo Horizonte: Atman, 2021.

meditação que ela recebe gravada, incluindo o mantra. Precisa ser uma prática diária, um processo. Ninguém muda a vida em uma sessão de uma hora, mas sim em uma jornada. O papel do terapeuta é mostrar os passos que a pessoa deve seguir para brilhar a sua luz.

O segundo passo é desenvolver ferramentas para lidar com os turbilhões de sentimentos e a principal delas é aprender a liberar as emoções – tristeza, medo, solidão, raiva etc. Aprender a respirar antes de qualquer coisa. Ao se permitir sentir, e deixar crescer qualquer uma das emoções, você conseguirá mudar totalmente o padrão de negar as dores, de fugir dos sentimentos e de usar os vícios para não sentir. Eu chamo este segundo passo de "conectar-se com a realidade tal como ela é". Mudar o olhar e, por conseguinte, recuperar o sentido de presença.

Uma pessoa em estado de presença não se importa de manifestar suas vulnerabilidades, não se preocupa em ajudar pessoas que não pediram para serem ajudadas, nem precisam ser. Uma pessoa presente simplesmente é, e, por ser, manifesta toda a presença do Criador em sua vida. Para tal, terá que criar novos hábitos, incluindo tempo de meditação e um caderno de gratidão no qual vai escrever todos os dias algo pelo que agradecer.

Recentemente recebi a devolutiva de um cliente que fez o processo comigo há sete anos. Ele me contou que não via o pai desde que a mãe se separou dele, 39 anos atrás, quando ele estava no primeiro ano de vida. Depois da constelação, o cliente em questão pegou um avião e foi visitar o pai, acertou-se com ele, pediu demissão, desconectou-se do chefe que ocupara o lugar de pai, abriu sua empresa e hoje é um empresário de sucesso. Hoje ele vive a sua verdade. Antes ele era o filho que a mãe queria que ele fosse.

O autoconhecimento só tem começo, é um caminho sem fim ao longo do qual precisamos nos fazer muitas perguntas. Uma delas, que faz muitas pessoas pensarem por que estão aqui no planeta, é: "se você pudesse mudar algo em sua vida, o que mudaria?" A resposta nos conecta com o desejo do coração. A maioria das pessoas é levada pela vida sem ter o leme em mãos. Quem se conecta com o desejo se conecta com a própria alma.

Outra pergunta é: "o que você vai falar para o Criador quando chegar do outro lado e Ele perguntar o que você fez com o presente que Ele te deu?". Instantes antes de a alma entrar no óvulo fecundado, o Criador nos dá um presente, a vida. Mas Ele diz: "Vai lá e viva para cuidar dos outros, para fazer os outros felizes"? Não! Ele diz: "Vai lá e viva a sua vida, a sua verdade, e brilhe a sua luz!".

Assumir que desperdiçamos a vida ao viver para atender expectativas dos outros é uma grande dor. Eu mesmo tenho muita dificuldade em falar "não" por achar que a pessoa vai ficar triste... Viver dessa maneira é estar no universo infantil, no mundo de Alice, na realidade que cada pessoa cria na própria cabeça. Mas, ao mesmo tempo, isso é não viver, pois somente o que existe é a realidade.

Mais uma pergunta importante é: "o que você ganha em continuar como está?" No "tudo como está" estão incluídas doenças, escassez, solidão, falta de dinheiro, insatisfação profissional, abusos em relacionamentos e assim por diante. Há um ganho em cada uma dessas possibilidades: continuar a fidelidade à mãe, aos antepassados que não conseguiram ser felizes, ao pai que nunca teve sucesso financeiro etc. O problema é que não estamos cientes de que esses "ganhos secundários" são os elementos que realmente nos impedem de viver a nossa verdade, de ser quem a gente veio para ser.

Importante notar, no entanto, que não basta saber. Apenas saber não ajuda ninguém. É preciso praticar. Recentemente, atendi uma consteladora que havia colocado a mãe em primeiro lugar em sua vida, e por isso não se casara e não tivera filhos. Cuidou da mãe a vida toda, morava com ela e nunca teve namorados. Com a morte da mãe, essa mulher perdeu a motivação e estava muito deprimida. Mas ela conhecia os problemas que tinha, havia aprendido a importância de dizer o grande "sim" para a mãe e depois devolver a ela as próprias questões. Então, levei-a a enxergar quão longe estava da sua verdade, a sentir a dor e as consequências de crenças antigas, e assim ela entendeu o que tinha que fazer. Depois, conduzi uma meditação durante a qual ela olhava para mãe e confessava o que sentia. Ao finalizar, seus olhos brilharam, seu corpo sentiu leveza. Algo mudou em seu ser profundo.

Cada dia vivido sem conhecer a própria verdade é um dia desperdiçado, um dia a menos. A grande questão é que mesmo depois de tomar consciência de que não se vive a própria verdade, ainda podem se passar alguns anos até que a pessoa tome posse do seu eu e o coloque por inteiro na própria vida. Fazer isso sozinho é muito mais difícil. Por isso nós precisamos de ajuda, terapia, livros, mentores. No final deste capítulo, deixei a sugestão de alguns livros que serão grandes aliados seus nesse caminho.

Pegue um papel e escreva: "O meu desejo profundo agora é...". Pare, feche os olhos e imagine você no futuro, alcançando os desejos do seu coração, com tudo o que faria você se sentir completo, feliz, realizado. Crie uma visão com cores, as roupas que usará, o carro que terá, as pessoas que estarão com você. Ouse criar. Depois, descreva a visão em um papel. Coloque-o em um lugar de fácil visualização que possa inspirá-lo a pagar o preço necessário para mudar, que o faça buscar ajuda, terapia, mentoria, livros... o que fizer sentido.

Mas lembre-se de que trilhar esse caminho sozinho é mais difícil. Você terá que investir para encontrar o que precisa, e esse é um ponto em que a grande maioria das pessoas esbarra, pois não valoriza o investimento financeiro em um mentor. Entretanto, não se esqueça de que o mentor está anos à sua frente e você dará um salto quântico com o conhecimento e experiências que ele poderá lhe passar.

Renasça para si mesmo, recupere o amor-próprio, invista em você e naquilo que realmente merece: sua luz, seu brilho, sua alma, sua vida, seu tempo, sua verdade, e viva-a com todo o seu coração.

> **PARA SABER MAIS!**
> **A coragem de ser imperfeito**: como aceitar a própria vulnerabilidade, vencer a vergonha e ousar ser quem você é, de Brené Brown.
> **Ordens de ajuda**, de Bert Hellinger.
> **Você pode curar sua vida**, de Louise L. Hay.
> **Dizer sim à vida**, de Joan Garriga Bacardi.

ADAILTON SALVATORE MEIRA é médico formado em 1983. Ginecologista, homeopata, acupunturista e constelador sistêmico, estudioso das cinco leis biológicas, escritor, tradutor, mentor, treinador e palestrante internacional.

Contatos
@dradailtonmeira
Dr Adailton Salvatore Meira
@adailtonmeira

Quem se conecta com
o desejo se conecta
com a própria alma.

11.
MULHERES E LIDERANÇA

Daniela Bertoldo

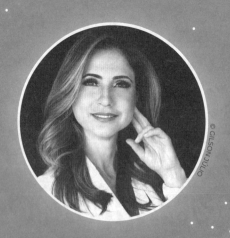

As mulheres que enfrentam a cultura machista e os estereótipos de gênero no ambiente corporativo lidam com uma imensidão de emoções. Mesmo quando são altamente qualificadas, muitas sentem que não são boas o suficiente, que podem ser "descobertas a qualquer momento" ou que não merecem o cargo que ocupam. Essa insegurança é agravada pela síndrome da impostora, uma sensação interna de ser uma fraude, de que seus sucessos são resultado de sorte, e não de habilidade ou competência.

Além disso, muitas mulheres tendem a silenciar sua voz, suas opiniões e necessidades devido ao medo de serem vistas como agressivas, dominadoras ou desagradáveis. Esse fenômeno é comum em ambientes predominantemente masculinos, nos quais as mulheres sentem que, caso se destaquem ou sejam assertivas em sua fala, podem ser excluídas ou julgadas. Muitas vezes, as consequências da insegurança e do autossilenciamento se estendem além do local de trabalho, influenciando desde relacionamentos até a forma como educam suas crianças.

Entender as raízes dessas dificuldades é crucial para desenvolver empatia e compreender que muitas das lutas internas enfrentadas pelas mulheres não são fruto de falhas individuais, mas sim de sistemas e estruturas mais amplas. Desde tenra idade, as meninas são muitas vezes socializadas de maneira diferente dos meninos. Elas são ensinadas a ser complacentes, a colocar as necessidades dos outros em primeiro lugar, a evitar serem "muito resolutas" ou "agressivas".

A falta de mulheres em posições de liderança ou em áreas que costumam ser "dominadas" por homens é outro motivo para essas dificuldades. Situações assim tornam difícil para as mulheres emergentes visualizarem o próprio sucesso ou entenderem que pertencem a esses espaços. Quando as mulheres não veem outras como elas em posições de destaque, podem começar a questionar a validade e o direito de estarem ali. A ausência de modelos pode reforçar a síndrome da impostora e a crença de que o sucesso feminino em certos campos é a exceção, não a norma.

A verdade é que, quando reconhecemos e desafiamos as amarras invisíveis da sociedade, cada obstáculo se torna um trampolim para nosso verdadeiro potencial e autenticidade. Em vez de serem vistos como barreiras intransponíveis, esses reveses podem ser ressignificados como oportunidades de crescimento e autoafirmação. O caminho da "fala", do autoconhecimento, da informação sobre esses temas pode ajudar milhares de mulheres a resgatar a autoestima.

Entendo perfeitamente o contexto e os desafios que as mulheres enfrentam no ambiente corporativo e na sociedade em geral. Eu vivi isso na pele e sou, hoje, meu avatar transformado. Durante vinte e cinco anos, tentei me moldar às expectativas do mundo masculino e não vivi a minha própria verdade por medo de não ser aceita.

Eu sempre fui uma profissional muito dedicada e enfrentei inúmeros desafios. Onde trabalhei, fui uma das poucas mulheres na equipe como um todo, sobretudo na área de negócios. Frequentemente, era a única em reuniões importantes. Eu sentia a pressão para provar a mim mesma todos os dias que era capaz e competente. Mas, mesmo com esses sentimentos ocultos, a minha carreira decolou e eu realizei o sonho de me tornar executiva.

No auge da pandemia, minha pressão interna foi aumentada quando assumi uma posição de destaque na empresa, tornando-me a primeira mulher a ocupar aquela cadeira. Ouvi comentários como: "não aceitamos ser liderados por uma mulher", "só podia ser mulher mesmo", "esse negócio vai afundar com uma mulher no comando". Faziam memes e boicotes diários. Mas eu permaneci na posição que merecia porque queria provar para todos que uma mulher era capaz, sim, de comandar aquele negócio pela primeira vez na história.

Nesse processo, eu não avaliei corretamente todas as premissas e os riscos e não respeitei o meu corpo e os meus limites. Estava cega e obstinada em provar a minha competência. Adoeci física, mental e emocionalmente, e mesmo assim não parei. Até que, em um almoço que deveria ser uma reunião de negócios com o meu CEO, em cinco minutos fui comunicada da minha demissão.

A maior dor não foi a demissão em si, mas como aconteceu. Um mês antes, eu havia convidado o meu CEO para um café da manhã e exposto o meu descontentamento. A minha intenção era comunicar a minha saída como uma transição leve. Porém, antes que eu a formalizasse, ouvi a seguinte frase: "Dani, antes que você peça demissão ou coloque o seu cargo à disposição, agora não é a hora. Estamos em um momento complicado na empresa, e quando chegar a hora certa, vamos fazer isso juntos".

Eu confiei cegamente naquelas palavras e, mesmo no auge do meu burnout, disse a ele que poderia contar comigo incondicionalmente, pois eu jamais o deixaria na mão. Assim segui trabalhando duro e com muita lealdade sem pensar em uma saída a curto prazo. E, em trinta dias, eu fui demitida de maneira fria e repentina, durante o que deveria ser apenas um almoço.

A maior dor foi ter entregado a minha vida e saúde em prol da empresa. Eu não respeitei o meu limite, não fiz a leitura correta do cenário e me expus sem necessidade, agindo por gratidão ao outro e abrindo mão de mim. Eu já tinha perdido minha identidade, estava cada vez mais apática, doente, sem vitalidade. Mas eu não tomava uma decisão porque não tinha consciência do que eu estava vivendo. Ou seja, não estava vivendo a minha verdade. Preferi buscar ajuda de medicação para continuar em um lugar que não era o meu.

Naquele dia, depois da demissão fria e inesperada, decidi que precisava mudar. Busquei cuidar da minha saúde física, mental e emocional; procurei por autoconhecimento e autocuidado. E, alguns meses depois, descobri que para estar saudável e com o cognitivo em ordem é preciso fazer as escolhas certas; é necessário ressignificar o passado para decidir o presente e projetar o nosso futuro na melhor versão, com autenticidade, para que haja a transformação. Assim nasceu o meu método autoral B.E.R.T.: bem-estar, escolhas, ressignificação, transformação. E hoje o meu propósito é ajudar mulheres na ascensão de carreira mantendo a sua essência e vivendo a sua verdade. Venha comigo para conhecer as etapas do método.

RECONHECIMENTO E REFLEXÃO SOBRE AS CRENÇAS INTERNALIZADAS

Antes de desafiar e mudar padrões de pensamento e comportamento, precisamos reconhecê-los. Este passo envolve mergulhar fundo nas crenças e narrativas internas que moldaram sua percepção de si, de sua carreira e de seu lugar no mundo. São as vozes internas que dizem que você não é boa o suficiente, que não merece estar onde está, ou que deve se contentar com menos. Para subir este primeiro degrau:

→ Dedique um tempo tranquilo para reflexão. Pode ser através da meditação, escrevendo em um diário ou apenas sentando-se em um espaço silencioso.

→ Faça-se perguntas como: Quais crenças sobre minha carreira ou meu valor foram instaladas em mim desde jovem? Quando me sinto inadequada ou como uma impostora, quais são os pensamentos exatos que passam pela minha mente? Existem padrões nos momentos que desencadeiam esses sentimentos?

→ Escreva essas crenças e pensamentos. Vê-los no papel pode ser uma forma poderosa de reconhecimento.

REENQUADRAMENTO E RESSIGNIFICAÇÃO

Depois de identificar as crenças limitantes, o próximo passo é desafiá-las e reenquadrá-las. Em vez de ver vulnerabilidade ou insegurança como fraquezas, veja-as como oportunidades para crescer e aprender. Ao fazer isso, você pode transformar obstáculos em trampolins e a reescrever a narrativa de sua jornada. Para isso:

→ Pegue a lista de crenças e pensamentos limitantes que você escreveu no passo anterior.

→ Ao lado de cada crença, adicione uma afirmação positiva ou uma nova perspectiva que desafie o pensamento original. Por exemplo, se uma crença é "eu não mereço estar nesta posição", um reenquadramento pode ser "eu trabalhei duro e trago valor único à empresa".

→ Pratique a afirmação ou a nova perspectiva. Sempre que se pegar caindo nos padrões de pensamento antigos, lembre--se do reenquadramento e repita-o para si mesmo.

→ Busque apoio externo, se necessário. Conversar com mentores, terapeutas ou coaches pode oferecer insights adicionais e estratégias para ressignificar essas crenças.

Com esses dois passos, acredite: você começará a mudança interna necessária para brilhar vivendo a sua verdade. A transformação não acontece da noite para o dia; é uma jornada contínua. No entanto, ao abordar proativamente suas vulnerabilidades e reenquadrar a narrativa em torno delas, as mulheres podem avançar com confiança e autenticidade na própria carreira e na vida.

Resolver essas questões é importante para o bem-estar individual das mulheres, pois a síndrome da impostora e o constante sentimento de inadequação afetam profundamente a saúde mental feminina. Essas pressões constantes e autoavaliações negativas podem levar à ansiedade, depressão, esgotamento e uma série de outras questões de saúde.

A solução para esses obstáculos é igualmente importante para o desenvolvimento de sociedade como um todo. A cultura machista não é apenas prejudicial para as mulheres, mas também para os homens, pois perpetua estereótipos de gênero que limitam a liberdade emocional e expressiva de todos. Esses problemas transcendem o ambiente corporativo e chegam à base de como queremos construir a nossa sociedade: como um lugar no qual todos são valorizados igualmente, no qual o potencial humano não é limitado pelo gênero, e no qual podemos trabalhar juntos para um futuro mais justo e inclusivo.

A importância de colocar o passo a passo em prática reside na capacidade transformadora da ação direcionada. Mudanças reais e duradouras ocorrem quando o conhecimento é aliado à ação, pois conhecer um método é apenas o início; aplicá-lo é o que catalisa a transformação. Praticando consistentemente os passos, a mulher começará a desenvolver hábitos que, com o tempo, se tornarão ações automáticas.

Além disso, existe o reforço da autoeficácia. Ao caminhar na transformação e ver pequenas vitórias ao longo do caminho, a mulher constrói a crença de que pode alcançar tudo o que se propor a fazer. Essa é uma das pedras angulares da confiança e do crescimento pessoal. Ao enfrentar e superar obstáculos, a pessoa não apenas transforma sua vida, mas serve como inspiração para outras em situações similares. Ela se torna um farol de mudança em sua comunidade e na sua área de atuação.

Às vezes, pode parecer que você está dando passos muito pequenos, mas cada passo a leva mais perto do seu verdadeiro eu, da vida que deseja. Abraçar sua vulnerabilidade e enfrentar suas crenças limitantes não é um sinal de fraqueza, mas sim de coragem. Lembre-se de que cada jornada começa com uma ação, e cada uma, por menor que seja, tem o potencial de criar ondas de mudança. Viva sua verdade e brilhe com a luz que você possui!

Antes de encerrarmos, deixo aqui uma indicação: o livro *A coragem de ser imperfeito*, de Brené Brown.[19] É um estudo aprofundado sobre a vulnerabilidade, a coragem, a vergonha e a empatia. A autora, que é pesquisadora e contadora de histórias, destaca a importância de abraçar a imperfeição e reconhecer a vulnerabilidade como uma fonte de força. Ao longo da obra, ela fornece insights de como construir uma vida autêntica, aceitando nossas falhas e compreendendo que a perfeição não é o objetivo. Em vez disso, ser verdadeiro consigo e com os outros é a chave para uma vida mais rica e significativa. Acredito que o livro de Brené Brown é um recurso essencial para qualquer pessoa que busca compreender melhor a si mesma e superar barreiras autoimpostas.

A jornada para descobrir e viver a sua verdadeira essência pode parecer repleta de desafios. Em muitos momentos, pode até parecer mais fácil permanecer na zona de conforto. No entanto, dentro de você reside uma força e uma luz inabaláveis. Cada situação enfrentada, cada dúvida superada, cada barreira quebrada é uma afirmação da sua coragem e determinação. Sua verdadeira essência não é definida pelas opiniões ou expectativas dos outros, mas pelo calor do seu coração e pela clareza da sua visão.

---

19 BROWN, B. **A coragem de ser imperfeito**: como aceitar a própria vulnerabilidade, vencer a vergonha e ousar ser quem você é. Rio de Janeiro: Sextante, 2016.

Não se esqueça de que o mundo precisa da sua luz e da sua verdade. Então, respire fundo, abrace sua vulnerabilidade e saiba que, a cada avanço que você dá em direção à sua verdade, um universo inteiro conspira a seu favor. Você tem a capacidade de transformar suas dificuldades em uma jornada preciosa, repleta de aprendizado, crescimento e, acima de tudo, amor por si mesmo.

Continue brilhando, continue avançando e saiba que a sua verdadeira essência é o presente mais precioso que você pode oferecer ao mundo.

DANIELA BERTOLDO é mãe, mentora e palestrante com 25 anos de experiência corporativa nas áreas de seguros, meios de pagamento e *franchising* em empresas líderes de mercado. Foi a primeira mulher a ocupar um cargo executivo na maior rede de franquias de lazer do país, a primeira gestora brasileira a participar de uma *joint venture* de grande porte na área de seguros e a primeira mulher do mercado a ser contratada para participar da criação da startup de benefícios de um dos maiores bancos do mundo.

Com a missão de compartilhar suas vivências para que mais mulheres prosperem profissionalmente sem perder a essência e a paixão, Daniela idealizou a comunidade Grandes Mulheres do Interior, que empodera mulheres do interior do Brasil na busca por crescimento profissional. Além disso, atua como mentora voluntária no programa Nós por Elas - Mentoria para Mulheres, do Instituto IVG, e é membro do Grupo Mulheres do Brasil.

Contatos
@danielabertoldo_oficial
Daniela Bertoldo
www.danielabertoldo.com.br

Cada situação enfrentada, cada dúvida superada, cada barreira quebrada é uma afirmação da sua coragem e determinação.

12. O AMANHECER DO SEU VERDADEIRO PROPÓSITO

Fernando Moulin

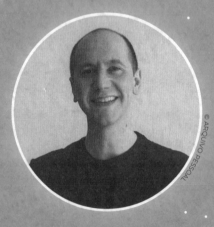

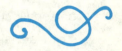

Vivemos uma era de acesso à informação sem precedentes na história. Segundo Augusto Cury,[20] uma criança de 7 anos hoje recebe mais informações do que um imperador romano – outrora a pessoa mais poderosa do planeta – recebia ao longo de toda a sua existência. Ao mesmo tempo em que essa nova realidade nos dá acesso a infinitas possibilidades, ela também dificulta a compreensão da nossa verdadeira essência e sufoca a escuta interna dos valores reais que nos movem e que definirão nosso propósito.

Entretanto, mesmo na confusa era em que vivemos, prosperar em linha com nossos reais sonhos e desejos interiores não é algo destinado apenas a poucos visionários iluminados. Conquistar o sucesso profissional e pessoal através da vivência da própria verdade e da transformação de nossas vulnerabilidades em forças é um processo treinável, factível e que nos ajuda a ser mais felizes, plenos e realizados.

Um grande problema para que vivamos melhor e com mais plenitude é que somos socialmente condicionados, desde a mais tenra idade, a ter determinados comportamentos tidos como "de sucesso" ou "aceitos", e a inibir aspectos relevantes de nossa

---

20 EM MS, Augusto Cury fala sobre inteligência, sociedade e felicidade. **G1**, 7 set. 2015. Disponível em: https://g1.globo.com/mato-grosso-do-sul/noticia/2015/09/em-ms-augusto-cury-fala-sobre-inteligencia-sociedade-e-felicidade.html. Acesso em: 21 set. 2023.

personalidade em prol desse construto social. Uma outra questão é que a maioria das profissões e das situações da vida cotidiana exige uma "imagem social" que nos força a criar máscaras (quase como heterônimos) que, muitas vezes, não correspondem à nossa real personalidade e essência.

Tais fatos nos intimidam diante das nossas próprias fragilidades e do receio do que pensarão de nós, causando conflitos internos que muitas vezes somente se resolvem com o apoio de tratamento psicológico/terapêutico. Passando a maior parte do tempo no trabalho, acabamos nos forçando a ser o que não necessariamente somos ao longo dos anos.

Apesar dos anseios da humanidade por entender melhor os próprios sentimentos remontarem a milênios, a Psicologia, a Psicoterapia, a Neurociência e demais estudos científicos relacionados ao entendimento do cérebro humano são fronteiras muito recentes do conhecimento, se comparadas a outras questões da Medicina ou própria Administração.[21,22] Há poucos anos começou-se a entender melhor o papel das emoções e dos sentimentos em nossos hábitos e projetos de carreira e vida. Junte a isso a quantidade de oportunidades disponibilizadas por um mundo cada vez mais global e digital, bem como todo um condicionamento social – seja nas famílias ou nas empresas (os modelos de gestão de pessoas no capitalismo ainda remontam, na maioria das organizações, aos princípios tayloristas e fordistas do início do século XX) –, e temos a equação perfeita do caos entre o que somos e o que "devemos ser" perante a sociedade – inclusive nas esferas mais íntimas do lar.

Não fomos preparados para buscar carreiras e projetos de vida mais vinculados a nossas próprias verdades internas, nem fomos

---

21 A HISTÓRIA da neurociência. **Fundamentos em Bio-Neuro Psicologia**. Disponível em: http://bio-neuro-psicologia.usuarios.rdc.puc-rio.br/a-hist%C3%B3ria-da-neuroci%C3%AAncia.html. Acesso em: 21 set. 2023.

22 HISTÓRIA da psicologia. *In*: **Wikipédia**. Disponível em: https://pt.wikipedia.org/wiki/Hist%C3%B3ria_da_psicologia. Acesso em: 21 set. 2023.

treinados para entender a sabedoria de práticas milenares de re-flexão íntima e *mindfulness* que nos ajudariam a restabelecer a conexão com nosso verdadeiro eu. Também não recebemos edu-cação para estruturar nossa independência financeira ao longo do tempo – e este é outro problema para que as pessoas possam desfrutar de uma carreira mais alinhada com a própria verdade.

O fato é que cada minuto em que não vivemos nossa verdade ou deixamos de buscar a felicidade a partir de nossa essência constitui um desperdício irremediável de potencial realizador – aproveito para convidar você a assistir a um vídeo em meu Instagram que fala sobre esse assunto.[23] Como demonstra com dados e estudo de casos a dra. Ana Cláudia Quintana Arantes, em seu livro *A mor-te é um dia que vale a pena viver,*[24] as pessoas não deveriam se assustar com a fugacidade da existência, mas com a possibilidade de chegarmos ao fim da vida sem aproveitá-la, deixando de usar o nosso tempo da maneira como realmente gostaríamos.

Ora, se quatro em cada cinco brasileiros desejam mudar de car-reira,[25] se mais de 15% apresentam quadros depressivos,[26] e se, de acordo com a OMS, a cada 40 segundos uma pessoa se suicida no mundo (sendo o suicídio a quarta maior causa de óbitos na faixa etária de 15 a 29 anos),[27] vemos o quanto a questão de viver a própria verdade é urgente e precisa ser imediatamente resolvida.

---

23 Para assistir, acesse: https://www.instagram.com/reel/CwG0w0issUJ/?utm_source=ig_web_copy_link&igshid=MzRIODBiNWFIZA==. Acesso em: 21 set. 2023.

24 ARANTES, A. C. Q. **A morte é um dia que vale a pena viver**: e um excelente motivo para se buscar um novo olhar para a vida. Rio de Janeiro: Sextante, 2019.

25 4 EM cada 5 brasileiros consideram mudar de carreira, aponta pesquisa. **CNN Brasil**, 18 maio 2022. Disponível em: https://www.cnnbrasil.com.br/economia/4-em-cada-5-brasileiros-consideram-mudar-de-carreira-aponta-pesquisa/. Acesso em: 21 set. 2023.

26 MINISTÉRIO DA SAÚDE. **Gov.br**. Disponível em: https://www.gov.br/saude/pt-br/assuntos/saude-de-a-a-z/d/depressao#. Acesso em: 21 set. 2023.

27 MOURA, B. F. Número de suicídios cresce: 'Acesso ao psiquiatra e psicólogo salva vidas;'. **VivaBem UOL**, 30 jul. 2023. Disponível em: https://www.uol.com.br/vivabem/noticias/redacao/2023/07/30/numero-de-suicidios-cresce-no-brasil.htm. Acesso em: 21 set. 2023.

É enorme a quantidade de pessoas, de todos os níveis socioeducacionais e faixas etárias, que me procuram em busca de dicas a respeito de transição de carreira e práticas para gerenciar o próprio tempo. Assim, desejam atingir objetivos de vida alinhados com seus sonhos e sua personalidade. São pessoas que desejam fugir de realidades tóxicas e que se sentem distantes do "chamado da alma", da sua vocação. Ademais, o fenômeno do *quiet quitting*,[28] potencializado pela pandemia de covid-19, demonstrou o tamanho da infelicidade latente na sociedade com os caminhos profissionais escolhidos.

Muitas pessoas já estão tão "anestesiadas" pelas agruras do dia a dia que sequer conseguem refletir acerca de qual seria sua real missão e propósito no planeta. Essas pessoas estão "inertes" e seguem uma rotina automática que as impede de sentir o chamado íntimo por um propósito mais nobre do que a subsistência. Mas é só quando assumimos a nossa própria verdade, sem medos, que a vida se torna um fluxo de multiplicação da nossa alegria mais íntima – e isso potencializa nossos caminhos profissionais, nossas conquistas pessoais e viabiliza a fortuna da existência em todas as suas dimensões.

A partir do momento em que entendemos e assumimos efetivamente quem somos, tanto no lado luz quanto no lado sombra, deixamos de sentir e dar importância ao enorme peso da expectativa do outro sobre nossa vida. E esse sentimento é libertador! Passamos a nos importar menos com conquistas financeiras, com carreiras lindas no papel e emocionalmente destrutivas, e passamos a dar mais valor às emoções e aos sentimentos internos, a vivenciar melhor o amor-próprio, pelo próximo e pelo mundo em geral.

---

28 CAVALLINI, M. Aumenta adesão ao 'quiet quitting', movimento que defende limite entre trabalho e vida pessoal, mostra pesquisa. **G1**, 9 mar. 2023. Disponível em: https://g1.globo.com/trabalho-e-carreira/noticia/2023/03/09/aumenta-adesao-ao-quiet-quitting-movimento-que-defende-limite-entre-trabalho-e-vida-pessoal-mostra-pesquisa.ghtml. Acesso em: 21 set. 2023.

O fato é que cada minuto em que não vivemos nossa verdade ou deixamos de buscar a felicidade a partir de nossa essência constitui um desperdício irremediável de potencial realizador.

Acredito que o melhor testemunho que posso compartilhar sobre tudo que narrei até aqui é minha própria história de transformação. Eu nasci em uma cidade do interior, tive uma excelente formação escolar e uma família incrível, de renda média. Sem luxos ou supérfluos, mas felizmente com acesso ao necessário para viver bem.

Sempre sonhei em conhecer o mundo, ter meu patrimônio, constituir família e ser livre para realizar meus sonhos. Após muito bullying na escola, sofrimentos íntimos e a sensação de que eu era um completo fracasso (desajeitado, perdedor nos esportes, sem namoradas, rejeitado pelos círculos sociais mais "entrosados"), encontrei um caminho no estudo. Passei em vestibulares disputados e, com o inestimável apoio de meus pais, fui morar em uma cidade a 400 quilômetros de casa, dividindo um quarto em apartamento de idosos, vivendo em república estudantil e trabalhando durante toda a faculdade para ter dinheiro para algo além de pagar a moradia, as passagens de ônibus e a alimentação subsidiada no bandejão.

Forjei aí os valores da primeira metade de minha vida: ambição pelo crescimento, determinação, trabalho excessivo e sufocamento de vários aspectos de minha essência em prol do êxito financeiro e do sucesso, a fim de mostrar ao mundo exterior "como eu era sensacional". Durante mais de vinte anos, constituí uma carreira bastante bem-sucedida como executivo, e invejada pelos amigos, casei duas vezes e tive filhos incríveis, conheci mais de trinta países e realizei inúmeras ambições. Mas me sentia vazio ao me deparar intimamente com o jovem sonhador de outrora...

Eu estava fisicamente exausto, fora de forma e sem energia vital. E via vários colegas enfartarem ou terem graves problemas de saúde, sem a necessária coragem de mudar ou abdicar das conquistas materiais e do status que haviam auferido no ambiente profissional. Após entender que a existência era muito maior do que o que eu vivia e que minha verdade interna era outra, ainda no auge da carreira executiva planejei minha transformação por dezoito meses e desenvolvi empiricamente o método que agora compartilho.

Hoje, minha carreira profissional se desenvolve em outras esferas (empreendedorismo, professor, palestrante e mentor), tenho o mesmo rendimento financeiro de antes, emagreci quase 20 quilos. Trabalho mais do que quando executivo, porém me sinto muito mais feliz, em paz comigo mesmo e realizado por viver mais próximo das pessoas que amo.

O que criei, e que agora tento "traduzir" para você, é uma metodologia progressiva e continuada para o entendimento, a aceitação e a prática da própria verdade interior em diversas dimensões da existência. A intenção, ao compartilhar o que descobri, é ajudar as pessoas a despertarem para essa nova vivência e a conquistarem seus melhores sonhos, em paralelo com a superação de eventuais dores emocionais. Dentro dessa metodologia, existem alguns passos, e eu os apresentarei a seguir.

PRIMEIRO PASSO: ESCUTANDO A PRÓPRIA VOZ INTERIOR PARA ENTENDER QUAL É SUA VERDADE ÍNTIMA

Desde a infância, somos treinados para não escutar com atenção os chamados de nossa alma. Em geral, essa escuta só ocorre em situações de crise. Portanto, o primeiro passo para a transformação consiste em trabalhar a escuta ativa da voz interior. Para que isso aconteça, é desejável buscar um local em contato com a natureza e/ou silencioso, com apoios apropriados disponíveis para sua reflexão (pode ser em sua casa, na praia...). Práticas de mindfulness podem ajudar, como a meditação.

Visualize a si mesmo em um momento de extrema alegria e reflita: o que fazia? Como chegou lá? Como se sente? Quais pesos você deixou de carregar? Quanto tempo gostaria de se sentir assim? O que você gosta de fazer que te deixa assim? Do que não gosta? O que não aguenta mais e quer mudar em si mesmo e em sua vida? Escrever em uma folha de papel tudo o que sentir durante esse processo de reflexão é muito útil.

SEGUNDO PASSO: ENTENDENDO OS *DRIVERS* INTERIORES (VALORES, FORÇAS E VULNERABILIDADES)

Nesta etapa, é importante listar um conjunto de valores/sentimentos e priorizar aqueles que são seus principais motivadores. Existe um conjunto de testes e técnicas de mercado para esse fim. Testes de perfil psicológico, como o DISC, o MBTI ou o Eneagrama, podem ajudar no entendimento mais amplo de sua personalidade, das suas forças e dos seus pontos a desenvolver.

TERCEIRO PASSO: DEFININDO A VISÃO DE FUTURO

Aqui, é necessário definir, a partir do entendimento da própria verdade e de seus *drivers*, qual transformação você deseja empreender a partir desse conhecimento e aonde deseja chegar com ela. A meta pode ser mudar de carreira/emprego, ter um novo relacionamento pessoal, mudar de cidade ou país, mudar a forma de ver o mundo, adotar hábitos mais saudáveis, ser um melhor pai ou mãe etc.

QUARTO PASSO:
PLANEJANDO A JORNADA

Agora, deve-se definir um horizonte de tempo para que o objetivo seja atingido e, a partir disso, estabelecer marcos (*checkpoints*) de realizações e conquistas parciais dentro de um cronograma de atividades rumo ao projeto principal. É o detalhamento das atividades necessárias para sair do estado atual e chegar ao estado "ahá", o futuro sonhado. É o desenvolvimento da solução.

QUINTO PASSO:
MEDINDO A TRANSFORMAÇÃO

Hora de definir as metas e os indicadores de acompanhamento da performance e da evolução dos resultados (principais indicadores qualitativos e quantitativos que deverão ser definidos, monitorados e evoluídos ao longo do projeto de transformação). Devem ser relacionados à visão de futuro, definida no terceiro passo.

SEXTO PASSO:
PLANEJANDO A PARTE FINANCEIRA

Todo sonho precisa também de apoio material para ser concretizado. Nesta etapa, é necessário realizar um planejamento financeiro adequado para que a transição seja feita sem sacrifícios ainda maiores, e para que as inseguranças financeiras não sabotem o projeto.

SÉTIMO PASSO: EXECUTANDO

Este passo nada mais é do que começar a executar suas ações, ou seja, a realizar a transformação efetivamente, com acompanhamentos periódicos e recorrentes.

OITAVO PASSO: CHEGANDO LÁ

Hora dos rituais de celebração do sucesso (parciais ao longo da jornada e completo ao chegar no objetivo estabelecido), do planejamento dos próximos passos e atividades para manter o novo nível de consciência e da prática da própria verdade conquistada.

Por fim, recomendo fortemente o apoio de um mentor ou coach externo para facilitar a caminhada. Uma pessoa tecnicamente capaz, emocionalmente isenta e com amor genuíno no coração que fará o carinhoso papel de "guia" durante essa trajetória – relembrando o destino quando necessário, ajudando a contornar obstáculos e dando uma mão nas etapas mais desafiadoras.

Hoje, a maioria das pessoas a quem conto a minha história me pergunta como eu consegui fazer a minha transformação e me pede dicas de caminhos para fazer o mesmo. Quando aprofundo um pouco mais o porquê desses pedidos, percebo que grande parte desses indivíduos possui sonhos, projetos e essências íntimas sensacionais, mas se encontram sufocados pelos desafios do status, da carreira, da imagem e do ego, das contas a pagar, do medo das próprias vulnerabilidades e de inseguranças. E eu também me sentia assim até algum tempo atrás.

A diferença entre o discurso "eu gostaria de mudar, vejo pouco sentido em minha vida" e a atitude de mudar e começar a executar o plano é assustadora. Mas não é difícil! Basta ouvir seu verdadeiro eu e se permitir vivenciá-lo sem maluquices ou intempestividades, mas com planejamento, método e um passo a passo consistente e progressivo. Portanto, não deixe para amanhã! O tempo é vorazmente breve e, quando estivermos idosos, poderá ser tarde para resgatar os sonhos de vida que a alma pede. Não deixe para tentar viver com plenitude e verdade quando você estiver irremediavelmente doente ou partindo, pois então somente haverá tempo para compaixão e condescendência.

Não permita que a sua vida seja perdida nos "ruídos do mundo". Seja alguém que define e constrói a própria trajetória, alinhada com o que faz a sua alma vibrar de alegria. Essa mudança pode e deve ser leve, feliz e de progresso espiritual e material.

Espero que minha contribuição nesta obra seja o incentivo que faltava para você se tornar o melhor condutor de sua jornada rumo ao reluzente brilho da luz de sua verdade interior. Como disse o escritor alemão Hermann Hesse, "com a transformação do exterior no interior, do mundo no eu, começa o amanhecer".

FERNANDO MOULIN, natural de Volta Redonda (RJ), é um dos principais especialistas brasileiros em transformação digital, inovação e gestão da experiência do cliente. Com mais de vinte e cinco anos de atuação no ramo, atualmente é partner da Sponsorb, empresa boutique de business performance focada na geração de receitas incrementais extraordinárias para seus clientes por meio da transformação digital e de dados.

Professor de pós-graduação em escolas como ESPM e INSPER, Fernando é cofundador da Malbec Angels, mentor de startups, colunista de veículos de comunicação, palestrante TEDx São Paulo. Também foi eleito, em 2022, para o Hall of Fame da Associação Brasileira de Marketing de Dados (ABEMD). Ex-executivo de grandes empresas multinacionais e brasileiras, ocupou posições de liderança em funções globais, regionais e locais.

É vascaíno, apaixonado por pessoas, viagens, leituras, mergulho e fotografia. Procura sempre adotar um olhar transformador e positivo em tudo o que faz.

Contatos
- @fcmoulin
- Fernando Moulin
- Fernando Moulin
- @fcmoulin
- @fcmoulin
- Fernando Moulin
- www.fernandomoulin.com.br

PARA SABER MAIS!

Viva com leveza, de Kareemi.
Como encontrar o trabalho de sua vida, de Roman Krznaric (The School of Life).
Como se preocupar menos com dinheiro, de John Armstrong (The School of Life).
A lição final, de Randy Pausch.
O poder do agora, de Eckhart Tolle.
A coragem de ser imperfeito, de Brené Brown.
Como chegar ao sim com você mesmo, de William Ury.
Os oito pilares da sabedoria grega: o que podemos aprender com a história e os mitos clássicos, de Stephen Bertman.
What Color is Your Parachute, de Richard N. Bolles.
A arte da felicidade no trabalho, de Dalai Lama e Howard C. Cutler.
O que falta para você ser feliz?, de Dominique Magalhães.
Desobedeça!, de Maurício Benvenutti.
Claro como o dia: como a certeza da morte mudou minha vida, de Eugene O'Kelly.
O jeito Harvard de ser feliz, de Shawn Achor.
Seja (im)perfeito: assuma o poder de construir seu futuro e tenha resultados em todas as áreas da vida, de vários autores.
Desperte seu gigante interior, de Anthony Robbins.
Você é do tamanho de seus sonhos, de César Souza.
Sobre a brevidade da vida, de Sêneca.
A riqueza da vida simples, de Gustavo Cerbasi.
Dá um tempo!, de Izabella Camargo.
Saí da Microsoft para mudar o mundo, de John Wood.

Seja alguém que define e constrói a própria trajetória, alinhada com o que faz a sua alma vibrar de alegria.

13.
A GRANDIOSIDADE QUE HÁ EM VOCÊ

Thiago V Carvalho

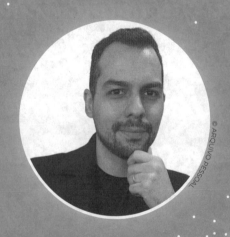

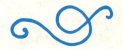

Imagine uma borboleta que nunca apreciou a beleza da primavera, que se escondeu da luz, negando ao mundo a sua beleza e encanto, simplesmente porque cresceu com mariposas que a fizeram acreditar que não se deve ter orgulho das próprias cores, que a acostumaram à escuridão.

O maior desafio que uma pessoa pode enfrentar na busca por viver a própria verdade e conquistar uma vida de realização, alegria e plenitude, é duvidar de si. Essa dúvida é, definitivamente, um mal maior, pois faz com que passemos a desqualificar a nossa própria visão, nossas capacidades, nossa intuição e nos leva a seguir um caminho muito inferior ao que merecemos.

É quando sentimos, no fundo do coração, que temos algo a mais para ver, algo a mais para construir. É quando nossa alma pede por uma vida extraordinária, não por imposição, mas porque nascemos para viver e realizar isso. Mas, mesmo assim, calamos nossa voz interior para ouvir os ruídos exteriores. Vamos nos acostumando a nos desqualificar, a nos sentir inferiores – e a agir como se fôssemos. Nos servimos de migalhas da vida, como se fossem o máximo que podemos alcançar.

Nada disso é agradável, confortável nem satisfatório. Mesmo assim, vamos nos acostumando com a falta de alegria, de poder, de dinheiro, com a falta de nós mesmos e do nosso brilho. Em meio a esse desconforto, nos acomodamos, saímos do fluxo de abundância e estagnamos na vida, perpetuando uma realidade que nunca deveria ter sido mais do que uma curta fase antes da vitória.

O problema é: quanto mais tempo passamos acreditando que somos inferiores, nos apequenando frente aos nossos sonhos e ao mundo, menos sentimos o poder em nossas mãos. Consequentemente, passamos a realizar menos, nos contentamos com uma vida mediana no relacionamento, no trabalho, sem dinheiro, sem prazer. Nada chega a ser exatamente ruim, mas a vida está longe de ser aquilo que sonhávamos.

Quando nos conformamos com essa vida, passamos a nos ver e nos sentir como um ser limitado, sem o poder de mudar nossa realidade. Começamos a acreditar que é isso que merecemos, e limitamos nossa história. Renunciamos as oportunidades, desacreditamos em nosso poder e apagamos a chama de nosso propósito, escondendo o próprio brilho de maneira tão profunda que passamos a duvidar que um dia ele existiu.

Muitos convivem com a sensação de serem uma farsa. Apesar de talentosos, competentes, comprometidos e muito trabalhadores, há neles uma convicção de que todas as conquistas, o sucesso e os resultados aconteceram simplesmente por sorte, não por mérito. Esse indivíduos acreditam que são talentosos porque conseguiram enganar todo mundo, mas temem o dia em que a máscara cairá e as pessoas perceberão que eles não eram nada daquilo. Isso traz medo e apreensão constantes. Não se sentem merecedores das conquistas, geralmente rejeitam elogios e pegam para si todas as críticas.

A maioria das pessoas foi condicionada a valorizar e respeitar o outro, mesmo que em detrimento da própria verdade. Na vida com os pais, não podiam fazer o que desejavam, mas sim o que era esperado pelos mais velhos. Outras vezes, na escola ou em ambientes sociais, sua individualidade era repreendida com regras, críticas e imposições. Dessa forma, nunca aprenderam a escutar e valorizar o próprio eu, foram treinadas a supervalorizar o outro e desqualificar a própria essência.

Além disso, quando nascemos, há um excesso de expectativas sobre nós e um desejo de que sejamos a nossa melhor versão. Mas, na prática, essa ânsia para que tenhamos um futuro melhor muitas vezes é sentida como necessidade de agradar, corresponder às expectativas acima do possível, ter que seguir a perfeição, o que leva a uma vida adulta com excesso de autocrítica, perfeccionismo e auto-desqualificação.

A grande "virada de chave" acontece quando aprendemos a reconhecer a grandiosidade em nós mesmos. Tem uma frase que eu sempre digo: eu sou um milagre em evolução! Isso me permite compreender que há algo incrível e grandioso em mim, que eu sou dotado de qualidades, talentos e competências, na certeza de que sou fundamental para um mundo melhor. E, ao mesmo tempo que sou um milagre, estou em evolução, pois não sou uma obra acabada, todos os dias eu tenho a possibilidade de aprender e aplicar algo novo, de me tornar melhor. Essa consciência substitui o peso de ser perfeito, proporcionando liberdade e possibilidade de evolução.

Um dos momentos mais importantes e desafiadores que tive na vida foi quando tomei a decisão de viver da minha missão. Em 2011, eu trabalhava em uma multinacional, tinha um bom cargo, um salário que nunca havia imaginado e o meu nome no programa internacional de retenção de talentos da empresa. Parecia que as coisas iam bem, mas, na verdade, eu já estava na minha terceira licença-médica, trabalhando com algo que não me fazia feliz.

Eu estava exatamente no lugar em que a minha família, minha namorada e meus amigos sonhavam, mas muito longe de onde meu coração mandava. Confesso que não foi fácil dizer "não" a todas as expectativas criadas sobre mim, mas eu já tinha aprendido a me olhar e avancei, pois sonhava há dois anos com o que eu queria. Entrei em movimento e me conectei com as pessoas certas que me ajudaram a dar os primeiros passos com segurança. Aprendi a expressar aquilo em que eu acreditava e a compartilhar com o mundo a minha verdade, como estou fazendo neste momento.

Por isso, quero apresentar para você os passos que considero importantes para a nossa transformação no que realmente queremos e devemos ser. Saiba que faço esse compartilhamento com muito carinho, pois são processos da minha história de vida.

QUEBRE OS FALSOS ESPELHOS

Tem um momento da nossa vida em que precisamos questionar aquilo que aceitamos como verdade. A sua definição de si mesmo foi criada através do que os outros disseram e do que esperavam de você. Como prática, faça uma lista de cinco coisas que você acredita que tem que ser e cinco coisas que acredita que não consegue ser. Confronte essas afirmações e retome o seu poder.

RECONHEÇA SEU EU

O maior investimento que uma pessoa pode fazer na vida é em autoconhecimento. Seja sincero: você confiaria o seu maior sonho a alguém que mal conhece? Quanto mais profundamente nos conhecemos e descobrimos quem realmente somos, fora da superficialidade, mais aprendemos a nos amar, valorizar, admirar. Passamos a confiar ainda mais em nós mesmos. Faça essa prática: diariamente, assim que acordar, faça cinco elogios sinceros a você, reconheça conquistas, disciplina, talentos, obstáculos vencidos, atos de amor-próprio etc.

EXPRESSE SEU VERDADEIRO SER

Quanto mais nos expressamos por meio daquilo que amamos, mais o nosso eu se manifesta, mais aumentamos a confiança e a percepção de valor sobre nós mesmos. Escolha alguma forma de se expressar verdadeiramente! Pode ser gravando vídeos, escrevendo textos, cantando, ensinando ou cuidando; escolha para você algo que seja a expressão do seu eu e comece a exercitá-lo.

ESTEJA EM MOVIMENTO

Quando nos colocamos dessa forma, saímos da acomodação e voltamos a nos integrar ao mundo e ao nosso fluxo. Para fazer isso você deve aplicar a ASD (ação simples diária), que funciona assim: você vai assumir um compromisso amoroso consigo! Todos os dias deve realizar uma ação específica que o levará em direção ao seu objetivo. O importante é que a ASD seja feita em até cinco minutos e que você tenha controle dessa execução (sem precisar de outras pessoas), para que seja uma rotina prática e realizável.

Quanto antes você romper com os falsos espelhos, mais cedo descobrirá que é muito mais do que um dia imaginou, que a sua realização e a prosperidade na sua vida não precisam vir com o sofrimento, abrindo mão de quem se é. Pelo contrário, elas virão com esforço, sim, mas com muito mais prazer, satisfação e naturalidade, pois são a manifestação do seu ser em movimento. Quando descobrimos quem somos e reconhecemos a nossa própria verdade, paramos de brigar com a vida, paramos de brigar com nós mesmos e nos permitimos entrar no fluxo de prosperidade e abundância, vivendo a vida que realmente nascemos para viver. O tempo é limitado, mas as possibilidades são infinitas para quem sabe utilizá-lo. Hoje é o melhor dia para fazer as pazes consigo, para começar um novo capítulo na sua história de vida e utilizar o tempo para viver os seus sonhos, encantar o mundo com o brilho no olhar de quem sabe verdadeiramente quem é.

Você é um milagre em evolução e, como tal, está aqui por uma razão: impactar o mundo com o seu brilho. Permita-se reconhecer o seu verdadeiro eu, permita-se acessar todo o poder e toda a vida que há dentro de si, seja esse milagre manifestado no mundo. E quanto mais rápido mudamos, mais rápido e com mais força conseguimos voltar à nossa natureza, ao nosso fluxo, que é brilhar, evoluir e prosperar.

Abrace suas vulnerabilidades e continue evoluindo sempre, e lembrando-se de que o caminho pode ser muito mais simples quando nos permitimos contar com as pessoas certas ao nosso lado. Enquanto fizer isso, curta a sua linda jornada, pois você nasceu para viver coisas grandiosas e já deu os seus primeiros passos, agora é só seguir.

Será uma honra poder comemorá-las contigo. O mundo merece, e você também! E para finalizarmos, deixo aqui um bônus para você, chamado "O retorno a mim", uma reprogramação mental guiada para ouvir gratuitamente e se conectar com a própria essência. Basta acessar o QR Code abaixo!

THIAGO V CARVALHO é especialista em comportamento humano, focado no combate à síndrome do impostor e criador dos programas ReconheSER, No meu fluxo, Seja autêntico e A coragem do ser. Pós-graduado em Neuropsicologia, Filosofia e Terapia Cognitivo-Comportamental, atua há mais de treze anos com desenvolvimento humano, ajudando pessoas extraordinárias a viverem seu brilho e poder pessoal.

Contatos
@inthiagovcarvalho
@inthiagovcarvalho

Você é um milagre em evolução e, como tal, está aqui por uma razão: impactar o mundo com o seu brilho.

14.
A MULHER E O DEGRAU

Monique Stony

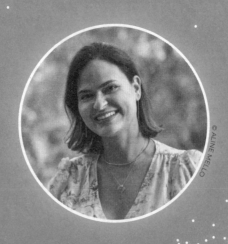

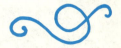

Embora tenhamos conquistado muitos avanços nos direitos das mulheres, ainda enfrentamos um grande problema estrutural na sociedade. Mulheres são maioria nas universidades do país, mas têm acesso a 33% menos oportunidades econômicas que os homens.[29] Ocupam apenas 37% dos cargos gerenciais, 15% das posições de alta liderança e 3% de cargos de presidência. Além disso, recebem rendimentos salariais em torno de 20% menores que seus pares masculinos.

Mas se as mulheres não estão na liderança, onde é que elas estão? Elas gastam o dobro do tempo que os homens em atividades de cuidados e afazeres domésticos,[30] e quando se tornam mães, metade delas têm seus sonhos profissionais interrompidos e acabam se dedicando à maternidade.[31] De acordo com dados do Fórum Econômico Mundial, precisaremos de mais 131 anos para fechar a lacuna global entre gêneros.

A verdade é que vivemos numa sociedade pouco sensata. É esperado da mulher que trabalhe como se não tivesse filhos e que cuide

---

29 WORLD Economic Forum. **Global Gender Gap Report 2023**. Disponível em: https://www.weforum.org/reports/global-gender-gap-report-2023/?gclid=CjwKCAjw5_GmBhBIEiwA5QSMxFwtTsMrLHEHKTzoYjg9ZB9DOzwQYUi2JrdeyRqOoWR_FnsQx59hRxoCDdgQAvD_BwE Acesso em: 15 ago. 2023.

30 IBGE. Estatísticas de gênero – Indicadores sociais das mulheres no Brasil, 2ª ed. **Estudos e Pesquisas, Informação Demográfica e Socioeconômica**, 2021.

31 PINHO NETO, V. The labor market consequences of maternity leave policies: evidence from Brazil. **Fundação Getulio Vargas**, dez. 2016. Disponível em: https://portal.fgv.br/think-tank/mulheres-perdem-trabalho-apos-terem-filhos. Acesso em: 21 set. 2023.

dos filhos como se não tivesse nenhum outro trabalho. Nos confrontamos constantemente com a sensação de estarmos numa "sinuca de bico", ou posicionadas entre a cruz e a espada, quando precisamos tomar decisões que impactam a nossa carreira ou maternidade.

Carregamos o peso da culpa porque internalizamos como nosso um problema estrutural social que peca em políticas públicas e privadas de apoio a mulheres na conciliação desses papéis. Existem muitas que se tornaram mães, tiveram que abrir mão da carreira e hoje sonham em retomar o trabalho, mas não contam com rede de apoio que viabilize tal conciliação. Acabam se sentindo exaustas, infelizes, desvalorizadas e invisíveis.

Outras mulheres trabalham, são mães, mas se sentem devendo nos dois papéis, pois carregam a culpa por não serem presentes e participativas com os filhos nem as profissionais exemplares que gostariam de ser. E existem mulheres que, como eu, priorizaram a carreira e adiaram a maternidade porque não encontraram uma forma de conciliação dos papéis e não queriam abrir mão dos sonhos profissionais. As que fazem parte deste último exemplo enfrentam a maior pressão da sociedade, porque é esperado da mulher que os cuidados com filhos e com a casa seja a sua principal função social. Todo o restante deveria estar em segundo plano.

Existe um degrau quebrado e muitas pedras pelo caminho de ascensão profissional de um mulher. Não por culpa dela, mas em decorrência dos séculos de iniquidades entre gêneros no que diz respeito à aquisição de direitos, acesso à educação e às oportunidades econômicas, políticas e sociais. São vários os obstáculos que encontramos, apenas pelo fato de termos nascido mulheres, na nossa trajetória para alcançar a realização pessoal e o sucesso profissional. Muitas vezes, as barreiras são invisíveis aos olhos alheios e, de modo mais perigoso ainda, aos nossos próprios olhos.

Eu enxergo três tipos de pedras no nosso caminho: primeiro, as socioeconômicas, históricas e culturais; depois, as do mercado de trabalho; e, por último, as da autossabotagem, que afetam a nossa autoconfiança. Todos esses obstáculos contribuem para nos afastar da realização de nossos sonhos.

Mas a mudança acontece quando a mulher entende que não precisa ter que escolher entre seus sonhos pessoais e profissionais. Existe um caminho que a liberta da escolha cruel entre ser uma mãe presente e amável ou uma profissional de sucesso.

Eu aprendi essa lição a duras penas. Vim de uma família humilde, terceira filha entre quatro irmãos, nascida e criada entre as zonas Norte e Oeste do Rio de Janeiro. Estudante de escola pública desde o Ensino Fundamental, fiz parte da primeira geração da minha família que foi para a universidade. Mas eu olhava para os lados e via, mesmo na minha família, mulheres que sacrificaram seus sonhos profissionais em prol do casamento e da maternidade.

Eu queria um destino diferente. Sonhava em melhorar de vida, morar num lugar mais seguro, ter mais lazer, conhecer o mundo, me realizar profissionalmente, conquistar estabilidade financeira e construir uma família. Mas seria preciso ter muito foco e determinação. A forma mais rápida para alcançar isso foi colocar uma armadura, remar contra a maré e suprimir quaisquer outros interesses que conflitassem com meus objetivos, inclusive a maternidade – que eu pensava ser uma ameaça às conquistas de uma mulher como eu, para quem o trabalho era a única oportunidade de melhoria de vida. Montei um personagem para vencer as adversidades e conquistar meus sonhos: uma mulher forte, ousada e com foco na carreira.

Ao fugir da maternidade, com medo de atrapalhar meus planos, me perdi da minha essência e, por vezes, da minha natureza. Emendei anos de pílulas e outros métodos anticoncepcionais. Para sobreviver no mundo corporativo dominado por homens, eu precisava mostrar que dava conta de estar lá. Achava que pedir ajuda era um sinal de fraqueza e inadequação, eu sentia que tinha que dar conta de tudo, sem mostrar vulnerabilidades.

No meio do caminho, tive uma gravidez não planejada que me desnorteou, pois estava prestes a receber uma promoção. Mas, com sete semanas, ela não se sustentou, e eu sofri um aborto espontâneo. Aquilo mexeu muito comigo, mas não tive tempo para digerir o luto. Apenas ergui a cabeça, engoli o choro e me levantei para trabalhar no dia seguinte. Nunca mais falei sobre o assunto, e precisei de anos de terapia até conseguir elaborar minha perda e falar sobre essa questão.

Após nove anos de casada, muitas conquistas pessoais e profissionais, eu disse sim à maternidade. Dei à luz minha filha Mallu no dia 13 de março de 2020. Naquele mesmo dia, foi decretada a quarentena em decorrência da pandemia de covid-19. Meu mundo caiu! Eu, que tinha planejado uma estrutura de apoio para esse momento, perdi toda a base, literalmente do dia para a noite. Me vi passando pelos desafios da maternidade enquanto tentava sobreviver ao medo da pandemia. Nenhuma visita, nenhuma comemoração, lembrancinhas da maternidade estocadas, muitas noites em claro, dores no corpo, muito cansaço físico, mental e emocional...

Até que, depois de meses à beira do burnout, me rendi às vulnerabilidades e pedi ajuda. Foi quando abri um portal para viver minha verdade e o meu propósito nesse mundo. Descobri então que a maternidade veio para agregar à minha vida, que me conectou com minha essência, meus talentos e meu propósito. Me fez enfrentar dificuldades e destacou minhas habilidades pessoais e de liderança. Foi depois de me tornar mãe que cheguei à minha melhor versão, alcancei o topo da minha carreira e conquistei uma posição de executiva internacional.

A maternidade, que antes eu tanto temia, me abriu portas para viver meu propósito de vida. Criei o movimento Mães na Liderança nas redes sociais, e hoje posso dizer que a minha experiência como psicóloga, executiva e mentora de liderança e carreira, apoiando centenas de mulheres, dentro e fora das organizações, além da minha vivência como mãe que concilia uma carreira internacional e a maternidade, me posicionaram como agente de transformação no campo de batalha junto às outras mulheres que compartilham do mesmo desafio.

Ao longo do tempo, observei padrões e traços de liderança nas mulheres que tornam mais propícia a conciliação da carreira com a maternidade. Por outro lado, identifiquei armadilhas que as atrapalham a persistirem na realização de seus sonhos. Consolidei um método, o qual chamei de ALTA, com etapas simples para ajudá-las a obter sucesso e realização como mães e profissionais, criando a própria escada de ascensão. Um passo a passo para que elas não precisem ter medo de comunicar a gravidez no trabalho nem sofrer achando que a maternidade vai colocar um ponto-final em sua carreira.

O primeiro pilar do método ALTA é o autoconhecimento. Conta, prioritariamente, com recursos da Psicologia para ajudar a mulher a reconhecer valores, prioridades, objetivos, essência, autenticidade e propósito de vida. O segundo pilar é a liderança, em que trabalho dez elementos comportamentais da liderança que ajudam a mulher a transformar sua visão em realização. É preciso agir com protagonismo, ousadia, resiliência, autenticidade, merecimento, autoconfiança, vulnerabilidade, influência, determinação e paixão para tirar os sonhos do papel.

O terceiro pilar são os talentos. Aqui, ajudo a mulher a ter clareza de quais talentos são suas fortalezas diferenciais, as quais ela deve focar para exercer sua liderança, obter destaque e ser capaz de promover a própria revolução no mundo. Talentos são formas de contribuição social, portanto precisamos colocá-los em prática e à disposição para ajudar outras pessoas. Privar a sociedade de nossos potenciais seria um ato de egoísmo.

O quarto e último pilar são as alianças. E é nessa etapa que ajudo mulheres a estabelecer alianças estratégicas e sustentáveis que vão apoiá-las na conciliação de seus objetivos pessoais e profissionais. É importante ter alianças com a própria individualidade, com o parceiro de vida, com a rede de apoio pessoal, materna e profissional – além de investir na formação da aliança com os filhos. Quando a mulher vive a sua verdade, lidera seus objetivos, reconhece talentos e vulnerabilidades, ela abre espaço para estabelecer alianças que vão facilitar o caminho e viabilizar sonhos. E quando tudo isso está alinhado à prática, ela tem o poder de revolucionar o seu entorno!

A humanidade precisa de mães na liderança. Cada mãe guarda em si o potencial de transformar a sua volta e de impactar vidas. E sua verdade é o que faz de você única, autêntica e libera os outros para serem o que são em essência. Esteja atenta às adversidades que enfrenta, pois nada é por acaso. Onde você encontra o seu maior desafio, também está a oportunidade de aprender e de liderar a sua revolução.

Mães na liderança podem beneficiar diferentes âmbitos e grupos de pessoas. Em se tratando de macroeconomia, por exemplo, a participação de mulheres no mercado de trabalho é o alicerce para a estabilidade, a segurança e o desenvolvimento econômico dos países. Se elas participassem da economia de modo igual aos homens, resultaria num impulso de US$ 2,6 trilhões na América Latina, e em um aumento em torno de 33% no Produto Interno Bruto (PIB) global.[32]

Nas organizações, a presença de mulheres em posições de tomada de decisão gera maior retorno sobre o investimento, crescimento em vendas e maior retorno do fluxo de caixa.[33] Na esfera familiar, filhos se beneficiam de mães realizadas, inspiradoras, felizes e responsivas às suas necessidades, assim como dispostas a

---

32 PERSPECTIVAS de gênero e inclusão nas empresas: impactos financeiros e não financeiros. **ONU Mulheres**, 2021. Disponível em: http://www.onumulheres. org.br/wp-content/uploads/2021/09/Business-Case_Report-1-Portuguese.pdf. Acesso em: 21 set. 2023.

33 *Idem.*

criar vínculos, o que é fundamental para o desenvolvimento físico, cognitivo, emocional e social da criança.[34]

A vida lhe dá uma oportunidade de promover sua revolução, mas ela só acontece se você se permitir viver a sua verdade. Portanto, lidere sua carreira e sua maternidade de modo que estejam conectadas com seus valores, talentos e propósito. Dê espaço para a sua missão revolucionária. Estabeleça, cultive e faça uso das suas alianças. Tenha ciência dos seus sabotadores e não deixe que eles a paralisem ou atrapalhem a sua jornada. Eu e muitas outras mães na liderança estamos ao seu lado, estamos segurando a sua mão, mas somente você pode liderar a sua revolução.

Comece agora mesmo a buscar clareza de quem você é, o que a faz única e o que você veio transformar neste mundo a partir da sua verdade. Tenha certeza de que não veio para esta vida à toa. Não se distraia. Existe uma missão guardada aí dentro e só você possui os talentos para executá-la! Aplique o método ALTA, siga confiante na direção do seu propósito e permita-se brilhar ao deixar um legado que transforme o mundo para melhor.

Antes de finalizarmos, aconselho que leia o meu livro *Vença a síndrome do degrau quebrado*,[35] que ajuda mulheres a entenderem as causas históricas, sociais, econômicas que originaram as iniquidades de gênero que vemos hoje, e a tomarem conhecimento de pesquisas que evidenciam o tamanho do desafio que enfrentam ao conciliar carreira e maternidade. A obra, reconhecida no ranking de best-sellers, compartilha com as mulheres o método ALTA e, com passos práticos e aplicáveis, ajuda-as a conciliar seus sonhos pessoais e profissionais e a revolucionarem o mundo ao aplicarem seus talentos a favor do coletivo.

---

34 FRANCO, J. **O poder do apego**: como construir uma base segura e garantir saúde física, mental e emocional para seu filho. São Paulo: Skoobooks, 2020.

35 STONY, M. **Vença a síndrome do degrau quebrado**: como conciliar carreira, maternidade e revolucionar o mundo. São Paulo: Gente, 2023.

Deixo de presente um bônus com recursos adicionais para apoiar você na sua jornada de desenvolvimento pessoal e profissional. Basta acessar o QR Code abaixo! Vejo você lá!

MONIQUE STONY é psicóloga, mestre em Administração e executiva de Recursos Humanos internacionalmente premiada, com experiência em empresas multinacionais de consultoria de gestão e bens de consumo. Criadora do movimento Mães na Liderança, que ajuda mulheres a conciliarem carreira e maternidade, palestrante, mentora de carreira e autora do best-seller *Vença a síndrome do degrau quebrado*.

Contatos
@maesnalideranca
Monique Stony
www.moniquestony.com.br

A vida lhe dá uma oportunidade de promover sua revolução, mas ela só acontece se você se permitir viver a sua verdade.

15.
A VERDADE E AS IDEIAS

Sabrina Oliveira

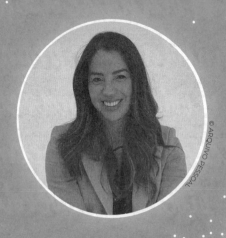

O que é a verdade se não uma ideia?

O mundo que conhecemos é uma cópia do mundo das ideias,[36] e nele usamos a nossa percepção para encontrar a nossa verdade. Mas existe uma verdade universal ou cada ser humano tem a sua única?

Vivemos em uma época em que comunidades digitais foram criadas para unir pessoas, experiências e momentos. Uma época compartilhada por quatro gerações diferentes. Porém, enquanto cada geração tem a própria verdade, cada ser humano neste planeta também trás a sua. Então, o que fazer com todas essas realidades?

Temos hoje a liberdade de escolher quem queremos realmente ser e, mesmo assim, as pessoas escolhem seguir caminhos que não são os próprios! Por medo? Comodidade? São ilusões que não nos levam à única verdade absoluta: a do nosso coração! O que nos resta então? A qual realidade ou verdade somos destinados? Se um poeta e um carpinteiro entram em uma floresta, o poeta observará a beleza da floresta, mas o carpinteiro verá mesas, cadeiras, móveis.

Somos seres sociais e, no entanto, vivemos cada vez mais solitários. Tentamos demonstrar que somos infalíveis, autoconfiantes e inteligentes emocionalmente, nos condenando a levar conosco o peso das aparências e nos esquecendo de viver a vida real. O que acontece é que aumentamos a nossa insegurança, levando de

---

36 PLATÃO. *In*: GALIMBERTI, U. **Heidegger e il nuovo inizio**: Il pensiero al tramonto dell'Occidente. Milão: Feltrinelli Editore, 2020.

maneira disfuncional a relação que temos conosco, com os outros e com o mundo que nos rodeia. Muitas vezes somos arquitetos da nossa própria infelicidade e não vemos isso.

Precisamos encontrar a nossa "medida humana". Aristóteles disse que a felicidade é o propósito da vida. Quais são as suas capacidades, a sua vocação, o seu tipo de arte? Você nasceu para qual propósito? Somente conhecendo a si mesmo e reconhecendo as próprias fragilidades você poderá ser a mudança que deseja para o mundo!

Vivemos atualmente uma sensação de inquietude interior de algo que nos falta, mas que é difícil definir com exatidão. Pensamos que queremos um emprego melhor, um carro melhor, um relacionamento melhor. Acreditamos que, quando tivermos tudo isso, essa inquietude deixará de existir e nos sentiremos satisfeitos afinal.

Paradoxalmente, quanto mais achamos que as respostas para essa inquietude chegarão de fora para dentro, mais nos sentiremos com medo de não sermos bons o bastante, medo de fracassar, medo da rejeição... Porém, não é só o medo que nos bloqueia nessa prisão de insegurança. A busca infinita pelo prazer também nos escravizada sob uma emoção que, inicialmente, parece a melhor de todas, porém se mostra como a mais maliciosa.

A dor também tem o seu papel, fazendo você não ir em busca da sua essência por não querer senti-la de novo. Ou às vezes a dor prende você a um passado, procurando porquês que não poderão ser respondidos, questão que o impede de olhar para o futuro. A origem de tudo isso é apenas uma: a resistência à mudança.

Claude Bernard, médico e fisiologista francês do século 18, evidenciou o princípio da homeostase, que afirma que cada sistema vivo resiste à mudança de seu próprio equilíbrio. Essa resistência acontece não apenas a nível psicológico, mas principalmente a nível fisiológico e biológico. Se considerarmos a organização do nosso cérebro e todos os estudos feitos até agora sobre neuroplasticidade, é cada vez mais evidente que, ao longo de nossas experiências de

Temos hoje a liberdade de escolher quem queremos realmente ser e, mesmo assim, as pessoas escolhem seguir caminhos que não são os próprios!

vida, temos a tendência a estruturar scripts perceptivos, emocionais e reativos que gradualmente se automatizam.

Infelizmente, a nossa mente não é capaz de reconhecer que esses scripts são redundantes; que talvez tenham sido úteis em certos momentos da vida, mas que não são mais necessários. Portanto, o conceito de resistência está ligado ao fato de que mudar um equilíbrio requer esforço. No entanto, brilhar nessa experiência chamada vida é um presente que temos que abrir e desfrutar!

Todos nós temos desejos e medos, e enfrentar os nossos medos e realizar os nossos desejos cria dentro de nós uma sensação de expansão junto ao Universo. Nos dá a sensação de sermos únicos e, ao mesmo tempo, parte de algo maior. Arriscar-se é a única opção. Não seja especial, seja único! Assim você estará pronto para brilhar, porém terá que praticar, testar o terreno e se arriscar.

Em primeiro lugar, conheça a si mesmo. O que o impulsiona a ser um ator em vez de um advogado? E como conhecer a si mesmo? Uma coisa é certa: somos condenados a nos amar ou nos odiar, porque, além da morte, a outra única certeza que temos é que viveremos todos os nossos dias na companhia de nós mesmos.

Se você observar bem ao seu redor, as pessoas gostam de falar de si mesmas, porém quase sempre fazem uma idealização delas próprias – de como são boas pessoas, disciplinadas, gentis, valorosas resilientes etc. Porém, o primeiro passo para nos conhecer é tirar todas as máscaras que usamos até quando estamos sozinhos! Quantas pessoas traem os seus(as) companheiros(as) com a convicção de que mesmo assim os(as) amam? E quantas não realizam os próprios sonhos criando histórias de que não são boas o bastante?

Olhar-se no espelho e se pegar com a "boca na botija" é muito importante, pois se não conseguimos ser sinceros conosco, como poderemos ser sinceros com os outros?

Outro fator importante para conhecer a si mesmo é reconhecer que não é possível agradar todo mundo. Por mais que isso possa ser difícil de aceitar, não podemos agradar todo mundo, dada a enorme variedade de gostos, valores, opiniões e hábitos que nós, seres humanos, temos. Tentar alcançar esse objetivo significa renunciar a nós mesmos em nome de uma aprovação ilusória. Podemos agradar aos outros apenas se nos arriscarmos a nos mostrar como somos, com méritos e defeitos.[37]

Depois, é preciso analisar e definir o objetivo/problema. Pegue papel e caneta e pense em um problema de qualquer tipo que você está tentando resolver ou em uma situação em que você se sente bloqueado e da qual não consegue prosseguir.

Comece com "o que" é realmente o seu problema, descreva-o nos mínimos detalhes. Depois passe para o "quem" são as pessoas que fazem parte do problema, ou seja, quem são as pessoas que o impossibilitam de prosseguir ou se desbloquear. Identifique também "onde" o problema está presente; se é em casa, no trabalho ou em outros ambientes. Por fim, "como" funciona o problema. Por exemplo, é uma situação de conflito? É uma situação de bloqueio de ação? Ou de ação quando não se deve agir?

Lembre-se de que é possível alcançar a felicidade, mas com uma condição: realizar de acordo com a sua medida. É importante você reconhecer se o que quer realizar é realmente possível. Por exemplo, se você tem já uns 35 anos e quer ser um bailarino de dança clássica profissional, precisa ter em mente que é um objetivo com baixa probabilidade de realização.

Pense nas soluções tentadas que faliram até esse momento. Na Europa, a moeda utilizada é o euro; nos Estados Unidos é dólar; e no Japão, o iene. Não há como pagar em real em todas essas nações, você tem que fazer o câmbio de moeda, certo? Muitas situações em nossa vida permanecem bloqueadas porque nos obstinamos em usar a mesma moeda em diferentes países. No nosso caso,

---

37 MILANESE, R. **L'ingannevole paura di non essere all'altezza**: Strategie per riconoscere il proprio valore. Milão: Ponte alle Grazie, 2020.

tentamos utilizar soluções que funcionaram em problemas parecidos nos atuais problemas – que, porém, são diferentes.

Por fim, aplique a técnica de "como piorar". Se você quisesse piorar a sua atual situação ou problema, o que poderia fazer, ou não fazer, para isso acontecer? Faça uma lista de tudo o que poderia fazer para piorar a sua atual situação. Depois, marque o que reconheceu na lista que já está colocando em prática, mesmo que não seja intencionalmente. O objetivo aqui é identificar o que não fazer e até mesmo reconhecer se estava aplicando uma solução que não funcionou até agora e que tem que ser descartada. Parafraseando Oscar Wilde, às vezes, é com as melhores intenções que produzimos os piores resultados.

Eu sou apaixonada por esse método porque toda vez que o aplico, seja comigo mesma ou com as minhas clientes, fico impressionada de ver como um gesto aparentemente tão simples pode mudar a percepção do modo de reagir de cada um.

Ninguém pode agir em seu lugar. A responsabilidade de enfrentar os desafios que a vida apresenta é sua. Se delegar a alguém essa tarefa, estará perdendo uma importante oportunidade de crescimento, além de aumentar suas inseguranças. Mas isso não significa que você deve sempre fazer tudo sozinho, pois até mesmo o melhor saltador precisa de orientações e apoio daqueles que estão ao seu lado. Mas, ao final, quem precisa partir para o salto é você.

SABRINA OLIVEIRA é cofundadora de Infinity Beauty Clínicas, facilitadora de performance emocional e *problem solving* estratégico – modelo que usa ferramentas de autoconhecimento baseadas em uma lógica não convencional que foca obter resultados com soluções aparentemente simples.

Contato
@oliveirasabrinaoficial

Lembre-se de que é possível alcançar a felicidade, mas com uma condição: realizar de acordo com a sua medida.

16.
A VERDADE ATRAVÉS DA ARTE

Nadya Becker

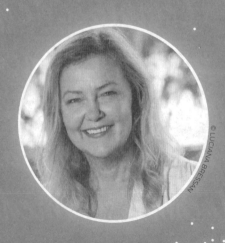

A arte é uma experiência de consciência e ascensão, uma vivência inovadora, um precioso recurso para se auto-descobrir, desenvolver intuição e autonomia, visando a lapidação de dons, talentos e habilidades. Com ela, vamos pontualmente ressignificando muitos contextos da vida.

A arte nos convida a sair do mundo lógico, racional e entrar num universo criativo e de infinitas possibilidades. Essa liberdade sentida ao expressar sentimentos reverbera para outras esferas da vida. Há comunicação entre o hemisfério esquerdo e direito do cérebro, e esse alinhamento gera novas formas de percepção e expressão mais efetivas, desenvolvendo múltiplas inteligências. Tudo fica mais leve e intuitivo, e as desconstruções são sutis. Simultaneamente acontece o desenvolvimento cognitivo, emocional e espiritual, que interfere na visão que se tem sobre si mesmo, sobre o mundo e o futuro.

A neurociência revela muitos caminhos e entendimentos sobre os benefícios da arte na vida, na saúde, na educação e na cultura. Além disso, a arte é patrimônio material e imaterial da humanidade. Entre tantas funções que exerce, promove o desenvolvimento indi-vidual e coletivo e a diversidade das expressões culturais, além de instigar a liberdade para imaginar e criar. A arte assume a forma de uma estrutura de paz no mundo.

A arte me transformou e pode fazer o mesmo com quem mer-gulhar nessa experiência. No início da minha vida adulta, tive bons momentos estruturantes. Encontrei também muitos desafios, passei por momentos difíceis, como aborto espontâneo, depressão profunda, separações que oportunizaram belos fechamentos de ciclos. Mudanças de muitos tipos, em várias áreas da vida, incluindo no trabalho. Muitos contextos foram resolvidos, e outros nem tanto. Sobre o aborto, não vivi o luto adequadamente, e restou um grande sentimento de vazio. Minha introversão e timidez foram aumentando. Também foram crescendo medos, apegos, crenças limitantes, inseguranças, necessidades de mudança.

Pedi a Deus que eu descobrisse o meu talento para que o sentimento de vazio fosse embora. Busquei ajuda e o que encontrei utilizo hoje para ajudar muitas pessoas. Deu certo. Agradeço à vida e a quem fez parte da minha jornada evolutiva.

Com o nascimento do meu filho, me redescobri na arte, marcando o início da minha jornada profissional. A maternidade me trouxe a percepção do que realmente importa. Meu talento chegou e foi ganhando formas. Intuitivamente, minhas escolhas sobre o que e como pintar, o meu jeito de expressar o que sentia e minha linguagem artística me trouxeram novas e fortalecedoras percepções de mim mesma e da vida. Eu me surpreendia com cada descoberta e novo trabalho. A arte me possibilitou um profundo despertar.

A criança, quando faz arte, brinca consigo e com o que faz, é feliz. O adulto pode fazer o mesmo. Arte é meditação, expressão da emoção, é conhecimento, é alegria, é cura. É um poderoso caminho de reabilitação. Na minha trajetória, fazem parte a arte e a visão sistêmica da constelação familiar, entre outros conhecimentos. Essa combinação gera consciência e muitos caminhos de expressão com mais leveza. O que é sentido como loucura vai ganhando forma e se transformando em aspectos simples e essenciais. Brincando, a transmutação vai acontecendo.

A arte nos convida a reconhecer o poder da presença, da intenção, da cocriação e visualização criativa. Quando sentida e comunicada com o coração, ganha superpoderes, é multidimensional.

Uma imagem interna de fatos vividos ganha forma com outras imagens subsequentes à medida que elas se tornam parte da experiência humana, que são integradas, reconhecidas e liberadas.

Você topa viver essa experiência? Aceita transformar sua verdade numa obra de arte? Sim ou não? É uma decisão pessoal. É você quem se autoriza a viver o que deseja viver. Qualquer movimento de autoconhecimento, de expansão e de transformação numa melhor versão de nós mesmos depende de um "sim" interno. Esse sim nos conduz ao próximo passo e isso vale para tudo na vida. Quando começamos a pensar numa nova situação, ela se manifesta. O convite é caminhar na direção de algo melhor.

Tenha duas folhas em mãos. Uma para anotar suas novas percepções e outra para desenhar, desenvolver sua arte. Deixe por perto lápis preto ou colorido, ou canetas do tipo que desejar. Vamos lá!

Para começar, escreva, na folha de anotações, o que é uma obra de arte para você. Então, siga adiante.

Primeiro passo: entre em contato consigo respirando, sentindo o coração. Coloque o dedo no ouvido, respire lenta e profundamente, sete vezes ou mais. Colocar o dedo no ouvido, tampando-o, potencializa o som da respiração. Leve ar ao coração e a outras partes do corpo, caso sinta tensão. Sinta o seu coração em sintonia com a respiração e se entregue a esse movimento. Observe o que vem. Reverencie e agradeça por esse momento tão íntimo consigo. Registre suas percepções.

Segundo passo: faça perguntas ao seu coração, sinta-o, converse com ele. Continue respirando lenta e profundamente. Entre em contato com sua essência, sua origem, seu silêncio interior, sensibilidade e força. Diga com simplicidade, pode ser em voz alta ou silenciosamente:

Eu vejo e sinto você! Sinto muito não ter lhe incluído antes e sentido você assim. Neste momento é possível entrar em sintonia com minha verdade interior. Estou aberto(a) a esse caminho que me traz paz e amor que cura. Tenho meu lugar. Mostre-me o meu lugar no sistema que faço parte? Autorizo--me a ver minha trajetória, experiências, o que superei e venci, as boas lembranças e belas histórias que vivi, incluindo meus momentos difíceis e desafiadores. Incluo tudo e todos que fizeram parte. O que é força em mim? O que importa? Quais são as minhas vulnerabilidades? Qual é a minha verdade? Reconheço a necessidade de novas percepções sobre o que vivi até aqui, os aprendizados que vieram junto, as situações que exigiram que fosse encontrado um jeito de ser e fazer, uma so-lução, algo novo ou não, para aquilo que um dia foi problema ou dificuldade. Estou me reinventando. Estou emergindo mais fortalecido(a) com mais clareza sobre o próximo passo, de onde quero chegar, quais sentimentos quero viver, como almejo ser reconhecido(a) e valorizado(a). Tenho virtudes e valores. Como posso, com presença, me conectar com minha sabedoria in-terior em conexão com o amor em mim e por mim, relaxar e acalmar minha mente e contribuir para essa experiência de unidade? Minha verdade é bálsamo nessa descoberta.

Continue respirando... No seu tempo, observe o que vem e re-gistre, escrevendo.

Terceiro passo: pegue a outra folha em branco, olhe o espaço vazio, e observe o sentimento que vem. Registre suas percepções.

Quarto passo: uma obra de arte pintada ou desenhada tem um limite; que pode ser o término da tela, uma moldura; uma forma redonda, quadrada, retangular; uma medida. Então, na sua folha, no seu espaço, dê uma forma, um tamanho, um limite que repre-sentará a moldura que vai adornar e delimitar a sua arte.

Quinto passo: diante de sua folha em branco, que forma você daria para a sua verdade? Dentro da sua moldura, desenhe o que vem, do jeito possível, e entregue-se a essa experiência. À medida que for desenhando e pintando, inclua elementos que representarão as respostas das seguintes observações

→ Encontre um bom lugar dentro dessa moldura para representar você nessa verdade.

→ Você, como autor(a) da sua verdade, fonte de todos os recursos e protagonista das suas escolhas e ações, o que mais faz parte? Quem mais faz parte?

→ Desenhe algo que represente sua história até aqui.

→ Sua verdade tem forma, tamanho, beleza, bondade e valor no mundo. Há cuidados para que sua verdade reverbere ainda mais. Expresse o que sente com linhas, formas e cor, do jeito que vier, mesmo sem entender.

→ Assine sua obra.

Observe o que vem à tona ao olhar no seu desenho a sua verdade e sua trajetória vivida. Como é apreciar a experiência de transformação da sua verdade em obra de arte? Essa obra única pede por um bom lugar para ser admirada.

Convido você, à medida que for finalizando, a fechar os olhos e entregar ao coração o que foi sentido, desenvolvido e apreciado. Agradeça – e registre o que ficou.

É uma equação de novos sentimentos e percepções que sutilmente reverbera na vida e no cotidiano. O corpo sente que é bom e pede mais do mesmo. As cores têm energia, falam muito. Quanto maior a consciência dos passos dados e o detalhamento nessa composição e combinação de imagens, maior é a nossa evolução e a sincronicidade com a frequência da abundância em muitas dimensões da vida. Na arte, tudo é possível expressar, como na vida, também.

Na presença, a experiência da coragem e a conexão com a essência é expressa com abundância de detalhes e percepções. Assim me sinto diante da minha arte. De maneira simples e essencial, o que nos toca é comunicado numa combinação de elementos. Falar sobre o que foi sentido e expresso é outro passo significativo. Você pode mostrar sua obra de arte? Poderia contar sobre o que ficou dessa experiência?

Expressando o que é íntegro e genuíno em si mesmo, a arte se torna mais valorosa. A arte é a expressão do âmago do artista e traz a experiência de multidimensionalidade.

É fácil olhar diante do espelho para as suas faces negligenciadas no decorrer da vida? Você olhou para muitos o tempo todo e não tem olhos para si, não se reconhece no mundo com valor, com o potencial que tem. Claro que não é fácil. E o que ficou? Muitos traumas, vícios (incluindo os de comportamento), sequelas no corpo, alma e coração. A autoestima está lá embaixo. A falta de visão de si mesmo dói muito.

Talvez a parte mais cruel seja reconhecer o abandono pessoal, o quanto se fez por muitos e não fez por si. É preciso um resgate de si mesmo, com muita compaixão, colo e autocuidado. É uma reconstrução interna que vai ganhar forma nos relacionamentos, no trabalho, na vida.

Onde começa a mudança? Em você. Tudo a partir de você. Tudo dentro de você. Ame a si mesmo como a teu próximo. Alegria e gratidão a cada movimento acalmam a alma. Buscar ajuda nesse processo de autocuidado e incluir na rotina novas atitudes e ânimos traz força e amplia o olhar. A vida nos deu de presente muitas coisas para cuidar, nutrir e multiplicar. Tantos dons e talentos para descobrir, lapidar e purificar. Somos únicos. Nessa singularidade, cada um tem sua jornada de desenvolvimento pessoal.

As obras de vários artistas ao longo da história evidenciam a evolução do indivíduo, de seus processos criativos e das respectivas contribuições e produções como legado para a humanidade. Cito, entre tantos, Salvador Dali, precursor da arte cibernética, na qual por meio de estudos, distintos registros e influências apresenta a integração da arte, ciência, espiritualidade e a consciência do tempo. No final deste texto, deixarei indicações de obras que podem lhe ajudar na sua vivência artística.

Morremos todos os dias para algo. Fazemos escolhas cotidianas que aceleram nossos caminhos, muitas vezes inconscientes, seja por hábitos alimentares, uso de bebidas e drogas, doenças, relacionamentos tóxicos e abusivos, sentimentos e pensamentos negativos constantes, depreciação, raiva, poluição de muito tipos. Combinado a isso, a consciência sobre o tempo traz muitas mudanças de paradigmas.

Dizer sim à vida requer coragem e fé inabaláveis. Alimente energias, motivações, decisões e ações que vão ganhar força, forma e estrutura, dando sentido ao que de fato desejamos viver. Uma vida na qual alegria, contato, abundância, saúde, criatividade, vitalidade, liberdades, beleza, bondade e verdade fazem parte.

Que mundo é este que parece tão longe da realidade? É um mundo possível no interior de si mesmo. Pequenos passos, num ritmo respeitoso e harmonioso, conduzem a esse lugar. O amor é como um farol que ilumina nosso caminho na vida. É uma jornada de autoconhecimento. Quando conversamos com o coração sobre tudo que nos toca tão profundamente, recebemos respostas incríveis em troca.

Constatamos a multidimensionalidade do nosso coração, micro e macrocosmos em sintonia constante. Essa frequência é curativa e muitos são os passos nesse alinhamento. As transformações vão acontecendo. Nenhuma etapa nova chega se a anterior não for concluída.

O infinito, quando sentido e assumido com consciência, toma formas inimagináveis e imensuráveis. Saber e sentir mais sobre a dimensão do coração é se render à consciência de que ele não é apenas um órgão pulsante e indispensável para a vida, mas também uma região, um centro energético, com inteligência, sensibilidade e poder. É um chakra multidimensional, um portal de entrada de energia de cura. O coração proporciona o alinhamento com a dimensão da fé, com a intensidade do aqui e do agora. Fiz essas descobertas, encontrei validação com muitos estudiosos nessas áreas de conhecimento e sou fruto desta experiência.

A arte mora na alma. Transforme suas descobertas sobre si mesmo em uma jornada preciosa. Seja legado! Transforme-se em arte.

PARA SABER MAIS!

Todas as obras de Bert Hellinger, pai das constelações familiares.

Coração multimensional: manual da terapia multidimensional, de Hélène Abiassi.

Imagens do inconsciente, de Nise da Silveira.

NADYA BECKER escolheu a Arte, na qual é autodidata, para dar vazão ao seu universo sensível. Sua linguagem de expressão intuitiva é inspirada no amor à sua comunidade, nos temas da vida humana e seus conflitos, e na beleza que sente e vê como essencial nestes contextos. Seus estudos em Pedagogia, Psicologia, História da Arte, Terapias Cognitivas, Neuropsicologia Clínica, Terapias Integrativas, Natural Medicina Alma da Terra e Visão Sistêmica das Constelações Familiares, Organizacional e Direito Sistêmico, Terapia Multidimensional a instrumentalizam, unindo ao cunho terapêutico de sua arte a experiência terapêutica. Tem vários projetos sociais, artísticos, culturais, educacionais e na área da saúde. Revela em imagens sua percepção diante de temas que alinham e auxiliam o autoconhecimento e desenvolvimento individual e coletivo, retratando a história, cultura e tradições de sua comunidade, empresas, o empoderamento feminino, o ressignificar de experiências vividas por mulheres, suas famílias e jovens remontando ao amor e à valoração a vida. Em sua comunidade sempre teve um olhar para a cultura e história ancestral, histórias de famílias e organizações, pintados em murais e quadros, presentes em lugares centrais de convivência, espaços estes públicos e privados. Sua arte transforma-se em legado. É uma artista premiada e catalogada e participou de vários eventos entre exposições individuais, coletivas e itinerantes no Brasil e no exterior.

Contatos

@nadyabecker.art

@nadyaterapeuta

Nadya Niehues Becker

Nadya Becker

Onde começa a mudança?
Em você. Tudo a partir de
você. Tudo dentro de você.

17. CINCO DEGRAUS PARA VENCER A AUTOSSABOTAGEM

Antonio Medeiros

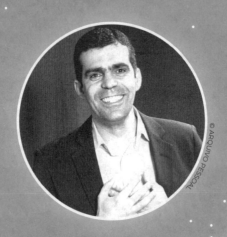

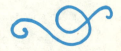

A pior morte é conviver com o sentimento de constante fracasso. A vida é muito curta para ser infeliz, ela é um presente, e a melhor maneira de desfrutá-lo é viver para que sua verdade não seja escondida. Ao longo dos anos, tenho visto como é triste uma pessoa passar a vida se autossabotando, escondendo sua verdadeira essência por causa do medo do fracasso, do status adquirido, das crenças internas e por viver de aparências.

Há alguns anos, tive um aluno muito aplicado, brilhante na construção de conteúdo, a quem darei o nome de Francisco. Era uma pessoa conhecida, ostentava um título importante, o que talvez fosse um empecilho para que tivesse a coragem de se expor a novas experiências. Durante o curso de palestrantes, ficou muito claro que Francisco era fantástico tecnicamente. Porém, não conseguia fazer uma palestra inspiracional e transformadora. Não conseguia dar o próximo passo, "se jogar" no palco e fazer um verdadeiro show.

Era nítido que Francisco se incomodava muito por não conseguir ir além, ele sabia que tinha uma barreira enorme a atravessar para inspirar e transformar sua audiência. Ainda que não dissesse, era fácil perceber que ele não se permitia inovar e se entregar por causa de sua posição social. A verdade daquele aluno, até hoje, está escondida por baixo de seu blazer e de seu belo currículo.

Tenho certeza de que você também conhece pessoas como Francisco, profissionais que deixam de ter o sucesso desejado pelo mesmo motivo, que se escondem em "capas" e vivem aprisionadas por status conquistados ou pelos cargos que exercem. Por incrível que pareça, você pode estar vivendo isso e não estar percebendo. Se você sente que poderia ter mais resultado em sua empresa, em seu negócio, em sua família e em seus relacionamentos, talvez exista algo dentro de você que esteja te autossabotando.

Se consegue perceber pessoas menos capacitadas que você chegando mais longe, preste atenção a seus diálogos internos, pois o perigo da autossabotagem pode estar batendo à sua porta.

A autossabotagem não é uma doença ou uma síndrome, talvez por isso não receba a atenção que merece. De acordo com uma pesquisa realizada pela Universidade Dominicana da Califórnia,[38] 70% das pessoas consideram-se "uma fraude" e por isso se autossabotam. Diante desse cenário, sei que você deve estar se perguntando: *por que isso acontece e não percebemos? Por que as pessoas se deixam levar pelos diálogos internos e pelas crenças depreciativas?*

Posso dizer que a autossabotagem é como uma escada: você vai descendo pequenos degraus, mas seu destino é o "porão", a sentença de uma vida de coadjuvante da própria jornada. O primeiro degrau a ser descido é a procrastinação, comportamento pelo qual se adiam tarefas importantes ou ações necessárias para o futuro.

O segundo, a autocrítica perfeccionista, é a busca por padrões extremamente altos e a hesitação em aceitar qualquer coisa abaixo deles. Pessoas propensas à autossabotagem tendem a ser muito críticas consigo mesmas. Elas podem criar padrões irrealistas de perfeição e se punirem por não os atingir, o que a leva a procrastinar e a evitar desafios.

---

38 SÍNDROME do impostor: não deixe sabotar a sua autoconfiança. **Blog da Modalmais**, 7 abr. 2021. Disponível em: https://www.modalmais.com.br/blog/sindrome-do-impostor/. Acesso em: 21 set. 2023.

O terceiro degrau é o medo do fracasso, uma emoção poderosa que pode afetar profundamente a vida de alguém. É uma preocupação comum que nos impede de assumir riscos, perseguir nossos objetivos e buscar novas oportunidades. Já o quarto degrau pode ser a desesperança em si e na vida.

A mensagem que desejo passar a você, leitor, é que não importa quanto tempo se passou; hoje, agora, é o momento certo de se libertar das correntes que limitam seu potencial. Quando você escolhe brilhar, as amarras da autossabotagem se desfazem e seu brilho ilumina com precisão a jornada da sua verdade.

Sou oficial do exército brasileiro e todo oficial usa estrelas em seus ombros. Elas são colocadas ali por um motivo único: as estrelas possuem luz própria e não precisam de outros astros para as iluminarem. Todo oficial precisa saber que ele possui luz própria e que não precisará de subterfúgios para brilhar. Precisa saber que ninguém conseguirá apagar a sua luz.

Você é assim também: uma estrela brilhante que tem capacidade de iluminar a própria verdade. Meu convite é para que aprenda os cinco degraus que o levarão para cima, para longe do porão, de volta para o seu brilho. Eles permitirão que você acesse outro nível em sua vida.

PRIMEIRO DEGRAU: RESPONSABILIDADE EXTREMA

Refere-se à capacidade de assumir a responsabilidade total por suas ações, escolhas e resultados. É saber que não existe sucesso nem fracasso, existe resultado. É assumir que você é o autor da própria história e que suas decisões e comportamentos têm impacto direto em seus resultados.

O resultado que ainda não veio é fruto do esforço que você ainda não fez. O porão limitante em que vive é resultado dos degraus que você desceu e da incapacidade de tomar a decisão de assumir a responsabilidade total da sua vida e iniciar a subida rumo à sua verdade.

SEGUNDO DEGRAU: FALAR MAIS ALTO NO DIÁLOGO INTERNO

Os pensamentos e as vozes internas que estão constantemente em sua cabeça são uma das coisas que mais atrapalham você. Silenciá-los é quase impossível, mas você pode aprender a conviver com eles, aumentando sua autoconsciência sobre quem é, observando seus padrões de pensamento recorrentes e questionando sua validade.

O processo de silenciar o diálogo interno excessivo pode levar tempo. Seja gentil consigo e esteja disposto a experimentar diferentes técnicas para encontrar as que funcionam melhor. O objetivo não é eliminar completamente os pensamentos internos, mas, sim, encontrar maneiras saudáveis de lidar com eles e reduzir sua influência negativa.

TERCEIRO DEGRAU: CULTURA DE APERFEIÇOAMENTO

As pessoas querem ser perfeitas e se esquecem de que são humanas! Com o aumento da influência das redes sociais, cada vez mais os padrões de comparação se tornam mais devastadores. Viver uma vida de perfeccionismo é ilusão, pois é inalcançável e temporal. O que foi perfeito ontem poderá não ser perfeito amanhã.

Em meus cursos e palestras, sempre prego a cultura do aperfeiçoamento, pois a alta performance não está em ser perfeito, mas em ser melhor a cada dia. É preciso entender que não devemos ter o compromisso com a perfeição, mas com a responsabilidade moral de sermos melhores – isso se chama aperfeiçoamento pessoal e profissional.

Viver assim é entender que existem duas situações: ou você vence ou você aprende. Ter a mentalidade de aperfeiçoamento é o passaporte da liberdade, a chave mais eficaz contra o perfeccionismo e a procrastinação. Não se trata apenas de atingir metas ou resultados, mas de valorizar o processo de crescimento. É uma mentalidade positiva e construtiva que promove a excelência, o desenvolvimento pessoal e o sucesso a longo prazo.

QUARTO DEGRAU: METAS COMPARTILHADAS

Uma das melhores maneiras para se vencer a autossabotagem é ter objetivos simples, de preferência compartilhados com amigos, equipe ou parentes. Isso ajuda a manter o foco e a direção, pois permite que pessoas ou equipes "estejam na mesma página" em relação ao que desejam alcançar. Essa simples atitude cria ainda oportunidades para fornecer e receber feedback construtivo, o que pode levar a melhorias contínuas no plano e na abordagem rumo às metas.

O compartilhamento de metas facilita o acompanhamento e a avaliação do processo e ajuda a identificar áreas que precisam de ajustes. Dessa forma, é mais simples tomar medidas corretivas conforme necessário. Estabelecer metas compartilhadas muitas vezes envolve construir relacionamentos sólidos baseados na confiança e na colaboração.

QUINTO DEGRAU: SEJA VERDADEIRO COM VOCÊ

Viver uma vida autêntica é um ato de coragem e integridade. Ser verdadeiro consigo mesmo é essencial para viver uma vida significativa e satisfatória. Isso envolve autoconhecimento, autoaceitação e coragem, independentemente das expectativas dos outros. Ao abraçar sua autenticidade, você pode desfrutar de relacionamentos reais, tomar decisões mais acertadas e experimentar bem-estar emocional e satisfação na vida.

Quando você é verdadeiro consigo mesmo, aceita suas características, tanto as positivas quanto as negativas, promove a autoestima e a autoconfiança, pois não precisa esconder quem é. Ao conhecer suas verdadeiras motivações e desejos, fica mais fácil tomar decisões que estejam alinhadas com seus objetivos de vida. Isso reduz a probabilidade de arrependimentos futuros. Nesse mundo onde as expectativas externas tentam moldar nossas ações, abraçar nossa autenticidade é um ato revolucionário.

Em 2003, eu li o livro *O sucesso é ser feliz*,[39] do dr. Roberto Shinyashiki, e desde então pairou na minha mente a ideia de que eu precisava fazer algo diferente. Eu era capitão do exército, funcionário público federal, muito bem empregado e muito bem avaliado dentro da Força. Não é comum oficiais das Forças Armadas exercerem outras funções, pois a dedicação é exclusiva e as mudanças de sede são frequentes. Apenas de 2004 a 2022, morei em oito estados diferentes, além de passar quase um ano no Haiti como oficial da ONU.

Em 2016, tive a oportunidade de participar de um curso chamado Negócio de Palestras. Confesso que nunca tinha visto nada igual, um evento para quase mil pessoas, todas muito bem-vestidas, cultas, grandes empresários e eu ali no meio, deslumbrado com um mundo que não conhecia, o mundo de palestras.

Em uma das vivências durante o evento, o dr. Roberto trouxe à tona a questão da criança e seus medos. Lembrei-me da minha

---

39 SHINYASHIKI, R. **O sucesso é ser feliz**, 1ª ed. São Paulo: Gente, 1997.

infância muito humilde, de ver amigos e primos tendo muitas coisas, fazendo viagens para lugares legais, e eu me sentindo muitas vezes inferior. Parecia que meu destino era ver as outras pessoas brilharem.

Após participar daquela vivência e abrir os olhos, ver aquelas pessoas "bem-sucedidas" e aquele auditório lindo, pensei: *eu não sou mais aquele menino pobre do interior, eu sou o comandante da minha jornada!* Decidi assumir meu sonho, casei-me com a meta de ser um grande palestrante, venci os diálogos internos do julgamento e da crença de criança pobre. Me permiti subir nos palcos e coloquei a carreira de funcionário público em risco, pois desejava ver minha verdade brilhar. Hoje, viajo de Norte a Sul do país, palestro em grandes empresas e sou muito bem pago por isso, ganhando mais como palestrante e treinador do que como funcionário público.

Por isso, afirmo que colocar esse método em prática é muito importante para qualquer pessoa, pois romper com a autossabotagem é permitir que você tome o controle de suas decisões, o que, se bem conduzido, levará à autorregulação emocional. Para isso, pergunte a si mesmo o que está impedindo seu progresso e como você pode lidar com os obstáculos.

Lembre-se: tenha objetivos específicos e mensuráveis, pois isso ajudará você a manter o foco e a direção, reduzindo as oportunidades de autossabotagem. Celebre pequenas vitórias, reconheça e comemore seus progressos, não importa quão pequenos sejam. Transforme pensamentos autossabotadores em afirmações positivas e construtivas. Quando em sua mente vier algo como *nunca serei bom nisso*, substitua por *estou melhorando a cada dia*. Tome as rédeas da vida para que a sua verdade, sua essência, brilhe.

À medida que sua luz interior se torna mais brilhante, ela não apenas ilumina o seu caminho, mas também inspira os outros ao redor. Portanto, nunca se esqueça: quando você escolhe brilhar, sua luz serve como farol para aqueles que buscam o mesmo caminho de autenticidade e empoderamento. Sua luz é única e valiosa, e o mundo anseia por testemunhar sua jornada luminosa em direção à verdade.

Viva a sua verdade, deixe sua luz brilhar, pois a pior morte é conviver com o sentimento de constante fracasso. A vida é muito curta para ser infeliz, a vida é um presente, e a melhor maneira de desfrutá-lo é viver comprometido com a sua verdade.

Para finalizarmos, deixo aqui um bônus para você, basta acessar o QR Code abaixo!

ANTONIO MEDEIROS é palestrante, mentor de líderes e treinador comportamental. Formado na Academia Militar das Agulhas Negras (Aman), é especialistas nas áreas de liderança, sendo um dos poucos brasileiros selecionados pela ONU para integrar seu corpo de missão de paz. Mestre em Liderança pela Escola de Aperfeiçoamento de Oficiais, possui MBA em Liderança, Inovação e Gestão 4.0 pela PUC-RS.

Contatos
@antoniomedeirosoficial
Antonio Medeiros

Sua luz é única e valiosa,
e o mundo anseia por
testemunhar sua jornada
luminosa em direção
à verdade.

18. MUDAR É UMA ESCOLHA

Mara Catarina

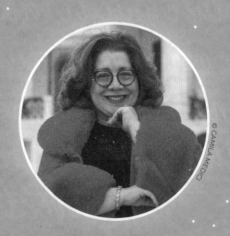

Em algum momento você já sentiu que as decisões e adequações que fez e faz na vida atendem melhor às necessidades do outro? Eu, pessoalmente, já senti isso. Ao longo da minha existência, fui tomando decisões e traçando rumos de vida sempre com foco no outro. Quando falo do outro, refiro-me à família – a originária e a que criamos –, aos amigos, à empresa, aos chefe, à vizinhança, às redes sociais... enfim, a tudo com que estamos envolvidos.

Fazemos por vezes um esforço sobre-humano para nos enquadrar no politicamente aceito. Perdemos foco, força e energia vital na tentativa vã de sermos uma unanimidade. E esse modo de ser nos traz angústia, ansiedade, nos tira o brilho próprio. Passamos a ter nossa vida alimentada por uma seiva tóxica e nociva que faz muito mal ao corpo e ao espírito! Isso vai nos sufocando e criando uma dependência emocional que faz com que só sejamos felizes se o outro estiver feliz com nossas atitudes e comportamento.

Este mundo em que vivemos, à mercê da liquidez dos sentimentos, das pressões que sofremos para nos sentirmos enquadrados no papel estereotipado de que somos amados, felizes, prósperos, inteligentes, ganhadores, saudáveis e na busca incansável da estética perfeita, acaba por nos levar a um estado permanente de ansiedade e angústia que domina a nossa mente e acaba nos paralisando. É como se ligássemos o piloto automático.

A pressão e o medo nos fazem acreditar que a vida que estamos levando é um roteiro que não pode ser modificado, e acabamos deixando de lado o protagonismo da nossa própria vida. Sofrer com a pressão e o medo não nos torna fracos e covardes, mas quando nos deixamos levar pela ideia de que tudo ficará bem se mantivermos as coisas do jeito que estão, acabamos por nos atrelar ao sentimento de impotência que não nos permite ter outro olhar sobre a nossa própria história.

Se você se reconhece nessa descrição, e tem a sensação de que está dentro de um túnel com todas as paradas já determinadas e o destino certo, quero dizer que existe luz sem que você tenha que ir ao fim do túnel! Tudo pode mudar quando você toma consciência de que não está vivendo a sua verdade. E lhe pergunto: você tem clara consciência do que de fato importa na sua vida? Ou neste momento está simplesmente "deixando a vida te levar"?

Somos criados e educados para sermos socialmente aceitos, e vivemos dentro dos padrões sociais estabelecidos para nos dar bem na vida. Assim, o sentimento de pertencimento ao grupo e a necessidade de aprovação e aceitação se impõem no nosso modo de viver. Não nos ensinam a nos priorizarmos, a focarmos o que queremos de fato, a nos colocarmos em primeiro lugar, porque isso, em tese, seria sinônimo de egoísmo. Entregamos o protagonismo do nosso palco ao outro, sem nos dar conta que essa vida é nossa, e que nela o papel principal é nosso! Acabamos por viver como se estivéssemos ligados a aparelhos.

Se você escolheu ir em busca daquilo que realmente vai fazer a diferença na sua vida, é preciso que antes passe a olhar para dentro de si mesmo. Com gentileza, sem cobranças, sem interferências externas, se descubra como o ser humano que verdadeiramente é, dê espaço para perceber do que gosta, o que lhe traz felicidade, o que não lhe agrada, o que é insuportável, do

Se você escolheu ir em busca daquilo que realmente vai fazer a diferença na sua vida, é preciso que antes passe a olhar para dentro de si mesmo.

que quer fazer parte... Dessa maneira, vai começar a descobrir a verdade mais escondida que habita o seu coração: a sua!

Explore os afluentes do seu rio e verá que depende de você a forma como vai enxergar os seus problemas, ou talvez aquilo que não é um problema. Que a solução para eles depende exclusivamente do ângulo pelo qual você os vê. E vai descobrir que várias questões que você acha que causam vulnerabilidade, se enfrentadas verdadeiramente, o tornarão mais forte e confiante. Como dizia a minha velha e querida avó, "de perto o bicho não é tão grande quanto parece".

Se você decidiu mudar, já tomou uma atitude! Venha comigo, feche os olhos e visualize energeticamente que tudo começa no **amor** por você, no centro da vida que se espalha com os seus tentáculos em **lealdade**; nos seus princípios, crenças e convicções, no **respeito** pelo que é, pelo que faz; em **honrar** a vida que recebeu e que cultiva; e na **fé** e crença que tem em você!

Aqui, agora, convido você a se apoderar desse intenso sentimento maior de amor que habita seu coração e o direciona com prioridade! E perceberá que a lealdade, o respeito e a fé que possui descortinarão outro olhar sobre a vida. Esse novo ponto de vista o fará encontrar novas formas de solucionar suas verdadeiras crises e superar obstáculos de um jeito que nunca vislumbrou antes.

Vários caminhos surgirão, e muitos trarão soluções alternativas ou que poderão reduzir os danos do problema. Ter foco não é fechar a mente para novas possibilidades. Ter foco é ter a consciência de que o seu desejo pode ser conquistado de várias maneiras, que não existe um único meio para chegar lá. Os grandes navegadores e conquistadores do mundo levavam consigo uma bússola, mapas e as histórias como referências, sendo guiados a caminhos desconhecidos. Você vai se surpreender quando utilizar como bússola o seu coração e os seus sentimentos, assumindo as suas vulnerabilidades e a sua verdade. Estar apaixonado por você vai fazer toda a diferença na sua relação com o mundo. Quando você se ama e se prioriza, consegue priorizar os que ama e o que ama! Respire profundamente, física e metaforicamente. Oxigene--se! Faça a sua fotossíntese e poderá, com a sua verdade, fazer a diferença no Universo.

Vivi um momento em que precisei me transformar, quando estive frente à morte dos que amo e da minha própria! Os sentimentos de perda, impotência, inutilidade, solidão escancararam a dura percepção de que eu não podia controlar tudo. Essa realidade que se descortinou diante de mim me devastou, me nocauteou de tal forma que a minha sensação era de que se o poço tem um fundo, eu estava abaixo dele. Família e amigos não conseguiam me ajudar, e eu me sentia enfraquecida diante da impossibilidade de resolver todos os problemas que carregava nas costas, sentia o peso do próprio mundo.

Depois de muito sofrimento e dor, percebi que precisava de ajuda especializada e fui em busca dela. Nesse processo de redescobrimento, de renascimento aceitei que ainda tinha muita vida para viver. Passei a me considerar a estrela-guia do meu universo e desenvolvi novos conhecimentos e habilidades, além de aprimorar outras que estavam adormecidas. Redescobri para renascer.

Trazer para mim o foco da vida repaginada na alma, com as regras estéticas ditadas pelo coração, fez ressurgir uma nova mulher que, como mãe, avó, amiga e profissional, vive hoje uma vida muito mais verdadeira e leve. Atravessei alguns oceanos, os que habitam em mim e os externos, e consegui fazer a tão propagada travessia de que tratava Fernando Teixeira de Andrade quando disse: "É o tempo de travessia e, se não ousarmos fazê-la, teremos ficado, para sempre, à margem de nós mesmos".

Se você admitir para si mesmo que, como todos, tem suas fragilidades e que pode usá-las como instrumentos de fortalecimento da própria vida, perceberá que a sua verdade, unida ao que você acredita ser seus pontos fracos, se transformarão no seu melhor aliado para viver uma vida com mais leveza, descomprometida com o olhar alheio e voltada para suas escolhas.

Há momentos na vida em que nos deparamos com obstáculos que nos fazem retroceder ou até mesmo desistir. Porém, se estivermos atentos às demandas verdadeiras vindas do nosso coração, de pronto saberemos que desistir não é uma opção e que, diante de impasses, o que realmente importa é tomar uma atitude baseada no que mais nos agradar, o mais fizer sentido para nós. Como diria o meu pai, "a necessidade faz o sapo pular". E você, "tem fome de quê?" Do que realmente você precisa para alimentar sua alma e seu corpo?

Só depende de você a mudança que pretende. Só você pode analisar e dar importância àquilo que realmente lhe faz bem. O caminho não é fácil. Se precisar, peça ajuda! Não se deixe permanecer no que aprisiona, no que o impede de voar, no que não traz felicidade. Fique nu diante de si, tire das suas costas os pesos que não lhe pertencem, desfaça-se das malas que já não somam mais nada na sua vida, ressignifique suas memórias, ficando só com as lembranças nostálgicas e felizes que remontam a momentos passados.

Arrume seu guarda-roupa (de corpo e alma), como dizia minha mãe, que no auge da sua sabedoria de vida sempre frisava que, de tempos em tempos, temos que olhar para o armário para nos desfazer do que não nos cabe mais.

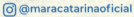

MARA CATARINA é advogada criminal há 42 anos, empresária, palestrante internacional. Única mulher a gerir o sistema prisional do Paraná. Embaixadora master do Clube de Mulheres de Negócios de Portugal e embaixadora da Divine Académie Française des Arts Letters et Culture.

Contato
@maracatarinaoficial

Ter foco é ter a consciência de que o seu desejo pode ser conquistado de várias maneiras.

19. A MENTE IMPORTA, MAS... E O CORPO?

Priscilla Herrera

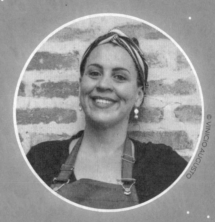

Vivemos um momento em que a necessidade de mudança é premente. Todos querem viver melhor, com menos estresse, ter relações saudáveis, respeitar o que somos, honrar a nossa individualidade em todos os aspectos da vida. No entanto, geralmente nos esquecemos de que o poder de transformação depende também da qualidade do que comemos.

A agitação e a pressa contemporâneas direcionam as nossas escolhas pelos alimentos não saudáveis, uma realidade bem diferente da que viviam nossos antepassados, quando havia fartura de vegetais sazonais, arroz, milho, leguminosas e hortas orgânicas, muitos deles no próprio quintal de casa. Vivemos uma falta de conexão com a comida de verdade, os alimentos frescos e preparados em casa.

Também existe uma verdade a ser considerada quando pensamos em como a nossa alimentação impacta o futuro que nos aguarda. Em 2050, o planeta Terra abrigará 10 bilhões de pessoas. Como apresentado nas indicações extras que deixei ao final deste texto, o maior desperdício de água limpa no mundo se dá nos frigoríficos para os cortes de proteínas de animais. O desmatamento excessivo das nossas florestas acontece em função da produção pecuária e da monocultura de grãos, como milho e soja, para alimentação dos animais. Para cada caloria de proteína animal consumida, dez calorias de alimentos plantados na monocultura são consumidas por um animal.

O excesso de proteína animal é um grande problema que precisamos enfrentar. No tempo dos nossos antepassados, essa proteína era menos presente nas refeições. Além disso, eram animais de criação orgânica e integrados à natureza, diferentes dos de hoje que são alimentados exclusivamente por hormônios e alimentos transgênicos. E também havia o trabalho e o custo de abater um animal nos tempos passados.

Optar por alimentos produzidos por grandes indústrias alimentícias nos distancia do que é a comida de verdade. Alimentos ultraprocessados e mais baratos, com alto índice de calorias e baixo teor de nutrientes, estão aumentando os índices de diabetes e obesidade no mundo, de acordo com a Organização Mundial de Saúde.[40] É preocupante o consumo excessivo de alimentos com altos índices de gorduras, sódio, açúcares, conservantes, emulsificantes artificiais, umidificantes e agrotóxicos.

Ansiedade, estresse, depressão e baixo ânimo muitas vezes surgem em função de uma alimentação desequilibrada, além da falta de sono reparador, tempo de qualidade na rotina, falta atividade física, desconexão com a espiritualidade e com a natureza para recarregar nossas energia. O círculo vicioso da rotina agitada dos dias de hoje nos distancia de uma vida mais equilibrada, mais presente e saudável.

Faltam muitas iniciativas de conscientização para o consumo de alimentos saudáveis, especialmente para as classes mais vulneráveis. Também falta incentivo à produção de alimentos orgânicos de pequenos produtores. Hoje, quando tomamos consciência da importância da alimentação saudável e equilibrada para nós e para o planeta, devemos pensar que o tipo de comida que oferecemos

---

40 MINISTÉRIO DA SAÚDE. Qual é a relação entre consumo de ultraprocessados e risco de mortalidade? **Gov.br**, 7 jun. 2022. Disponível em: https://www.gov.br/saude/pt-br/assuntos/saude-brasil/eu-quero-me-alimentar-melhor/noticias/2022/qual-e-a-relacao-entre-consumo-de-ultraprocessados-e-risco-de-mortalidade. Acesso em: 19 set. 2023.

às nossas crianças será determinante para quebrar esse ciclo descompensado da saúde pública e do meio ambiente.

Precisamos lembrar que comer é um ato político. Quando você compra os alimentos ou faz a sua refeição fora do lar, em quem quer investir? No pequeno produtor orgânico que cuida do planeta? No restaurante que tem iniciativas sustentáveis de preservação e qualidade? Ou você prefere investir em grandes indústrias de alimentos processados e frigoríficos que participam do desmatamento desenfreado das nossas florestas? Ou em grandes produções de pescados que estão colocando muitos animais marinhos em extinção pelo consumo sem precedentes de países emergentes?

Reconheço que não é fácil mudar os hábitos alimentares. Por algumas vezes, fui questionada por clientes que sentiam um desconforto após comer um prato vegetariano com muitos nutrientes e fibras. Cheguei a avaliar processos dentro da cozinha com a nutricionista, para não deixar passar nenhum ponto crítico para uma *suposta* dor de barriga. Com o passar do tempo, constatei que muitos clientes tinham aquele desconforto por não estarem habituados a pratos ricos em fibras e nutrientes, sem saber o quanto eles são determinantes para uma alimentação saudável.

Em nosso restaurante Banana Verde, muitos colaboradores apresentavam enfermidades por baixa imunidade. Analisando o tempo de deslocamento da casa deles até o trabalho, e a forma como escolhiam seus alimentos, percebi que eles precisavam da ajuda de uma nutricionista. Optamos por explicar-lhes a importância do consumo de vegetais e frutas, quais eram as alternativas de proteínas, e aumentamos a variedade nas refeições. Consequentemente, a saúde e disposição deles no dia a dia melhoraram, e os colaboradores passaram até a explicar sobre a importância dos nutrientes aos clientes, incentivando-os a provar novos pratos.

A felicidade plena ocorre quando sentimos a paz em estarmos presentes, com consciência elevada também em relação à rastreabilidade dos alimentos, que é o conjunto de procedimentos que permite aos consumidores detectar a origem e acompanhar a movimentação de um produto ao longo da cadeia produtiva. Quando conhecemos a origem do que comemos, vivemos melhor.

Não é difícil fazer da boa alimentação uma prioridade no nosso cotidiano. Praticidade, organização e planejamento são fundamentais. Comece reservando um horário em sua agenda para se dedicar a preparar seus alimentos. Faça um planejamento de todas as refeições com as etapas determinadas e antecipadas, como se faz num restaurante. Isso promove bem-estar no seu dia a dia, deixando você mais livre para outras tarefas importantes.

Procure por lugares que possam abastecer sua casa com ingredientes de qualidade. Organize sua logística de insumos, reserve um tempo para antecipar alguns passos de suas receitas e produções da semana. Visitar uma feira orgânica para inspirar seus preparos cotidianos faz uma grande diferença. Sinta prazer em degustar receitas saborosas e que o motivam a manter a saúde em dia.

Encontre tempo para cozinhar pratos nutritivos e com comida de verdade que remetem à sua memória afetiva. Conhecer novos lugares e novos ingredientes vai inspirá-lo a preparar suas refeições e incentivá-lo a abrir o paladar para outros sabores. Esteja aberto ao novo e você será surpreendido.

Sair da repetição de comida logo pela manhã pode ser um bom começo. Um suco verde bem gostoso, ou um suco amarelo, roxo ou laranja, coloca mais sabor e cor no seu dia. Evite o consumo de açúcar, treine seu paladar para reconhecer a doçura das frutas. Opções salgadas diferentes do tradicional pão na chapa vão trazer mais densidade nutritiva, mais disposição e menos gatilhos para deslizes alimentares não tão saudáveis.

Monte uma boa salada que traga prazer com texturas crocantes de castanhas e variedade de vegetais. Inclua novos ingredientes, como cogumelos, tofu, queijos artesanais de pequenos produtores, leguminosas, grãos ancestrais e frutas diferentes. Para finalizar, um delicioso molho que vai envolver o sabor da salada.

Opte por comidas afetivas saudáveis que inspirem sua família e amigos. O meu truque é caprichar no tempero, decorar a mesa com uma louça bonita, oferecer com alegria, apreciar com a mente e com o paladar abertos para novos sabores. Prepare uma receita saudável e gostosa para aquela companhia que faz você se divertir, dar boas gargalhadas. Será um bom motivo para ressignificar as celebrações ao redor da comida e incentivar as pessoas a experimentarem uma nova conexão com alimentos saudáveis.

Por fim, uma dica extra para finalizar seu dia: um bom escalda-pés com ervas frescas e sal grosso para a hora em que o corpo pede calma também facilita para que você não se perca em gatilhos alimentares errados, sabia disso?

Eu desejo que você sinta diariamente a alegria de começar o seu dia com um café especial, aquele cultivado por pessoas de verdade, que cuidam bem do nosso planeta. Inicie a sua jornada com uma bebida quentinha que desperte seu olfato e o seu paladar para um hoje de novas escolhas. Abra os olhos pela manhã com muita vontade de vivenciar o que a vida pode lhe presentear de melhor.

E sabe aquela receita com a doçura da banana, a crocância das castanhas e a fartura da aveia? Aquele receita feita com o amor que queremos compartilhar com as pessoas que admiramos, que nos inspiram a ser a nossa melhor versão? Torço para que você prepare e asse um bolo de banana natureba bem gostoso!

Não se esqueça: quer comer melhor? Descasque mais e desembale menos!

PARA SABER MAIS!

Dieta dos gladiadores, 2018, disponível na Netflix.

Cozinhar: uma história natural da transformação, de Michael Pollan.

A TECNOLOGIA de proteínas vegetais no Brasil. **GFI**. Disponível em: https://gfi.org.br/proteinas-vegetais/. Acesso em: 19 set. 2023.

MOVIMENTO slow food. **Slow Food Brasil.** Disponível em: https://slowfoodbrasil.org.br/movimento/. Acesso em: 19 set. 2023.

MOVIMENTO segunda sem carne. **Segunda sem carne.** Disponível em: http://segundasemcarne.com.br. Acesso em: 19 set. 2023.

SEA Shephard. **Sea Shephard Brasil.** Disponível em: https://seashepherd.org.br/category/noticias/. Acesso em: 19 set. 2023.

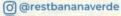

PRISCILLA HERRERA é formada em Gastronomia pelo Senac Campos do Jordão, passou pelo famoso restaurante vegetariano Dirt Candy, em Nova York, e fez vários cursos no Natural Gourmet Institute.

Contatos
@restbananaverde
@priherrerachef

Não se esqueça:
quer comer melhor?
Descasque mais e
desembale menos!

20.
A VERDADE E O *KINTSUGI* COMO RECEITAS DE VIDA

Shira

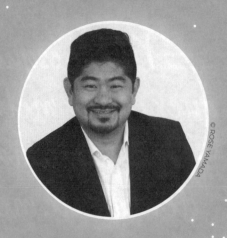

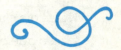

Algumas pessoas não têm a oportunidade de explorar a vida, não sabem usufruir de suas paixões. Assim, não conhecem os próprios valores e interesses pessoais, sofrem com a falta de clareza sobre quem realmente são e o que desejam. As expectativas externas acabam moldando suas escolhas e opiniões ao longo da vida, fazendo com que lhes faltem oportunidades para desenvolver autoconhecimento e autocompreensão profundos.

Acredito que a maior dificuldade para que uma pessoa possa vivenciar a própria verdade é não a conhecer. Pois quem não conhece e não respeita a própria verdade acaba vivendo a verdade dos outros. Passa a se preocupar em não desagradar as pessoas, teme a pressão social e é inseguro com as próprias convicções. Mas isso não é culpa de ninguém; é culpa da direção da jornada de vida daquela pessoa, que pode ser mudada quando, e se, ela quiser.

A falta de conexão com a própria verdade pode ser observada até nas atitudes mais simples. Por exemplo, quando comecei a namorar minha esposa e perguntava a ela onde queria jantar e recebia como resposta: "Qualquer coisa tá bom!". Então, um dia me sentei no sofá com ela e disse: "Entenda, você tem que saber o que quer comer, tem que aprender a se agradar. Eu te amo e quero te agradar, mas se você não se agrada, não faz o que gosta, não fala pra mim o que quer... eu não tenho como ficar adivinhando!".

Nesse dia ela entendeu que fazia pouco para se agradar e sempre fazia o que os outros queriam que ela fizesse.

Não respeitar a sua verdade pode ter consequências mais graves também. Certa vez, uma paciente chegou em um estado muito alto de ansiedade em meu consultório: "Fui despedida do meu emprego e, com o dinheiro da rescisão, dei entrada em um apartamento que agora não consigo pagar, estou endividada e sem trabalho". Perguntei por que ela comprou o apartamento e ela me contou que seus amigos haviam lhe dito que aquela era uma oportunidade de ouro que não podia ser desperdiçada. "Mesmo eu dizendo que era muito caro, eles me falaram que eu iria me arrepender se não comprasse, então acabei comprando." Eu, então, perguntei a ela se os amigos estavam a ajudando a pagar as contas, e (claro) ela me respondeu que não.

Não conhecer a própria verdade pode afetar a saúde mental, emocional e física, pois vive-se uma vida sem propósito e, consequentemente, sem realizações. Alguns indivíduos começam a comparar a própria vida com as que veem nas redes sociais, de pessoas ganhando muito dinheiro, com carrões, viajando pelo mundo e cheias ostentações, aumentando ainda mais a sensação de fracasso. Fica-se sem energia, e o descuido com a saúde contribui para a sensação de estagnação, desesperança e falta de sentido na vida, que podem levar a uma depressão. Além de todos os sintomas físicos causados por um estado de ansiedade constante como dor crônica, hipertensão, distúrbio do sono e até mesmo uma doença cardíaca.

Viver sem verdade não é apenas uma questão de insatisfação pessoal, mas também um problema sério para a saúde física e mental, pois quem vive dessa forma experimenta sentimentos como frustração, culpa e tristeza, além de ficar desconectado do mundo real. Pode criar uma cobrança interna de padrões e autocrítica exageradas, somados a um alto estado de ansiedade por medo de ser julgado ou de ter que agradar aos outros.

Não conhecer a própria verdade pode afetar a saúde mental, emocional e física.

Lembro-me de uma paciente que chegou em prantos ao meu consultório dizendo que não aguentava mais as cobranças e pressões no trabalho, tinha certeza de que iam começar a criticá-la. Esperei que ela se acalmasse e perguntei quem a criticava. "Ninguém", respondeu ela, "mas eu sei que vão me criticar". Então expliquei que ela estava sofrendo por um problema que não existia, mas que o corpo reagiria como se tal situação fosse realidade e ficaria "armado", preparado para lutar ou fugir. Isso a machucaria cada vez mais, causando dores, e ela não teria clareza nas ideias para focar as tarefas.

No meu livro *Serenidade para quem tem ansiedade*,[41] ensino que para respeitar a nossa verdade é preciso ter muito claro dentro de nós do que gostamos e do que não gostamos, o que é certo e o que é errado dentro de nossa índole, moral e religião, sem fazer mal ao próximo e respeitando a verdade dos demais. Quando deixamos nossa verdade clara para os outros, tornamo-nos uma pessoa transparente e não precisamos ficar "pisando em ovos", não ficamos preocupados se estamos agradando ou não.

É dessa forma que procuro viver, mas isso não quer dizer que eu tenha sempre razão, é apenas a minha verdade e eu não posso impô-la aos outros. Infelizmente, muitas pessoas evitam agir desta maneira porque temem que muitos vão se afastar, mas a realidade é que isso não acontece. Pelo contrário: ninguém gosta daquela pessoa falsa que não sabe o que quer, que fica sempre em cima do muro, que quer impor a sua verdade ou que não respeita a opinião, os gostos e a moral dos outros. Pessoas verdadeiras emanam uma boa energia e por isso todos querem ficar ao seu lado.

Sem a compreensão de tudo isso, é difícil identificar a própria verdade e tomar decisões pertinentes com seus valores e interesses. Por isso, seguem aqui algumas práticas importantes para quem deseja viver melhor, sempre segundo a sua verdade.

---

41 SHIRA. **Serenidade para quem tem ansiedade**: 5 passos para ter maior controle sobre sua vida e libertar seu corpo do sofrimento. São Paulo: Gente, 2022.

Escute o silêncio! Nossa mente precisa de silêncio para ter clareza nas ideias, entretanto vivemos em um mundo extremamente agitado e sempre somos bombardeados por estímulos externos que podem dificultar a concentração e a tomada de decisões importantes. A prática de relaxamento e a respiração consciente também são ferramentas valiosas, porque a respiração é a conexão entre corpo e mente, entre o mundo externo e o interno. É a conexão com o presente porque você não respira ontem, você não respira amanhã, você respira agora.

Fique deitado de barriga para cima, em uma posição confortável, puxando o ar por quatro segundos pelo nariz e soltando-o por seis segundos pela boca. Feche os olhos, continue respirando e sinta o topo da cabeça relaxar, depois seu rosto, e então sinta uma onda de relaxamento descendo para os seus ombros, braços, mãos. Essa onda vai chegar até o seu tronco, pernas e pés. A respiração vai acalmar a sua mente e, a partir de então, o som mais importante da sua vida será o da sua respiração. Foque apenas esse som, sinta cada vez mais o seu corpo relaxando e mantenha-se dessa forma por cinco minutos.

Essa prática ajuda a limpar a mente e a se conectar com a energia vital do universo. É uma ferramenta poderosa para conquistar realizações extraordinárias. Quando a mente está calma e focada, é possível tomar decisões mais acertadas e alcançar objetivos com mais facilidade e, consequentemente, descobrindo qual é a própria verdade.

Também é muito importante focar a correção. Por medo de errar, muitas pessoas acabam não fazendo nada, mas o importante é corrigir o erro o mais rápido possível. Toda vez que superamos uma dificuldade, nos tornamos um ser humano mais sábio, inteligente e maduro, pois podemos aproveitar a nossa vulnerabilidade e nos tornar mais preciosos. Esse é o conceito do *kintsugi*, palavra japonesa cujo significado literal é "juntar com ouro". É uma técnica de reparo de cerâmica em que as emendas são preenchidas com ouro e que tem origem na lenda do xogum Ashikaga Yoshimura, que viveu entre 1435 e 1490.

Conta-se que o xogum tinha uma tigela preferida para a cerimônia do chá, mas um dia ela se quebrou. Ele enviou a peça para que fosse reparada por artesãos chineses, mas ficou decepcionado com o resultado, pois sua tigela favorita estava feia e desfigurada. Então, Yoshimura enviou a peça para artesãos japoneses que encontraram uma solução mais funcional e sobretudo mais estética para o conserto, juntando as peças da tigela com o ouro.

Nascia assim a arte do *kintsugi*, que simboliza a aceitação e a valorização das imperfeições. Todos nós sofremos e vivemos experiências difíceis, mas a vida nada mais é do que a arte de superar. Então, quando quebro, eu me supero; quando me remendo com ouro, eu me torno ainda mais resistente e mais valioso como ser humano.

Certa vez, uma paciente chegou ao meu consultório com fortes dores de cabeça. Ela era executiva de uma grande empresa e sentia muita autocobrança, mesmo entregando bons resultados. Sofria com o perfeccionismo e sua crise de dor cabeça aumentava sempre depois de uma apresentação de projeto – *eu poderia ter feito melhor? Será que gostaram?* Esses pensamentos destrutivos e negativos a atrapalhavam nas tomadas de decisões importantes em sua carreira e vida pessoal.

Tratei os desajustes do corpo dessa paciente, expliquei a ela o conceito *kintsugi* e a ensinei a relaxar o corpo e a escutar o silêncio. Ela percebeu que estava tão preocupada em errar que travava e sofria demais para entregar seus resultados. Depois, com o conceito *kintsugi*, ela passou a focar o acerto e não o medo de errar. E se caso cometesse um erro, ela focava a correção. Com isso, parou de sofrer sem razão, e em vez de criticar suas falhas passadas, conseguiu observar o quanto ficou mais experiente após corrigi-los. Graças a isso, chegou a um cargo importante da sua empresa.

Essa paciente começou a escutar o silêncio várias vezes ao dia e conseguiu ter a clareza nas ideias para diferenciar com o que realmente precisava se preocupar ou não, e começou a entender que estava contratada porque era boa no que fazia. Parou de se preocupar com as críticas e opiniões dos outros porque conseguiu se conectar com a própria verdade e nunca mais teve crises de dor de cabeça.

Viver sua verdade permite que você tenha um impacto mais positivo no mundo ao seu redor, pois, ao se expressar autenticamente, você inspira os outros a fazerem o mesmo, criando um ambiente inclusivo e alegre. Por isso é fundamental que você escolha colocar o método da respiração e do relaxamento conscientes em sua vida, a fim de alcançar resultados desejados em sua jornada. Nunca se esqueça de que a busca e a conquista pela própria verdade são fundamentais para uma vida de realizações e felicidade.

Tal prática nos ajuda a desenvolver habilidades de autorregulação emocional, aumentando nossa capacidade de encontrar a própria verdade para termos uma vida mais serena e feliz. Ao praticar diariamente o método, você vai fortalecer a sua capacidade de viver a vida de maneira mais equilibrada neste mundo repleto de estímulos externos, estressantes, de cobranças e de comparações.

Meu conselho é: não tenha pressa. Comece pequeno, só não pare; mantenha a constância, a continuidade. Você vai perceber que cada passo que der na direção orientada vai aproximá-lo de uma vida com mais plenitude. Mantenha a coragem de seguir a sua verdade. A jornada em busca dela é de autodescoberta, transformação e uma ótima oportunidade de crescimento. E quando você tiver dúvidas, lembre-se do conceito *kintsugi*, no qual as rachaduras são preenchidas com ouro, tornando a cerâmica mais valiosa.

Os seus machucados e as suas vulnerabilidades são partes valiosas de quem você é. Aceite-os e você se tornará mais forte e mais resiliente. E sempre escute o silêncio para ouvir claramente a sua verdade interior. Você é mais forte do que imagina e a sua verdade é a chave para uma vida plena cheia de realizações extraordinárias. Respeite quem você verdadeiramente é e entenda que, daqui em diante, não precisa provar nada para ninguém.

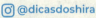

SHIRA é autor do livro *Serenidade para quem tem ansiedade*, fisioterapeuta, faixa preta de jiu-jítsu, pós-graduado em Neurociência Cognitiva e Processos Psicológicos, em Osteopatia e Terapia Manual. Possui mais de vinte anos de experiência no tratamento de dores crônicas e distúrbios emocionais, tendo como missão resolver as dores físicas de maneira não medicamentosa.

Contatos
@dicasdoshira
Dicas do Shira
Instituto Shira

Nunca se esqueça de que a busca e a conquista pela própria verdade são fundamentais para uma vida de realizações e felicidade.

21.
QUE OPINIÃO IMPORTA?

Kareemi

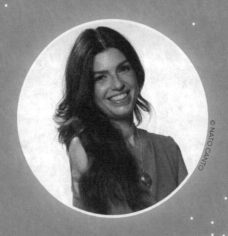

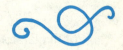

Não há um único ser humano no mundo que não queira experimentar a realização e a liberdade de viver a própria verdade. Porém, os que conseguem isso reforçam que chegar a esse ponto – o ponto em que a opinião de ninguém importa – não é fácil. Viver a própria verdade requer consciência, ajuda terapêutica em alguns casos, ferramentas de desenvolvimento humano, apoio de pessoas que nos amam e cercam, além de toda uma estrutura interna. Não é do dia para a noite que "chutamos o pau da barraca" e o que os outros pensam deixa de importar. Ter paciência e amorosidade consigo no processo é fundamental. Cada coisa tem seu tempo. E cada pessoa tem seu processo.

Eu, que atuo no marketing digital desde 2016, e também como influenciadora atendendo marcas e serviços por conta da minha história de vida e de corpo amputado, observo que, nesse cenário virtual em que todos parecem ter a vida perfeita, os conteúdos de pessoas públicas que mais engajam e viralizam são exatamente os que apresentam vulnerabilidades. Muitas vezes, um produtor de conteúdo digital que elabora uma foto e texto caçando curtidas e compartilhamentos consegue mais resultados com o que foi improvisado, espontâneo, mesmo que o tema nem esteja tão relacionado com os seus conteúdos.

Quero trazer aqui uma breve passagem que vivi e que demonstra o quanto o medo de nos expor e do que os outros vão achar, em certas circunstâncias, faz o efeito contrário: traz admiração e até respeito, criando um efeito inesperado e de muito brilho.

Em 2017, eu aceitei o convite para participar de um projeto, em uma plataforma de cosméticos e beleza, baseado em vídeos curtos com histórias de mulheres que inspirariam outras. Eu amamentava minha filha ainda, estava cansada, tinha perdido muito peso e minhas roupas não me vestiam bem. Para piorar, cheguei atrasada na gravação e esqueci meu nécessaire de maquiagens. Me emprestaram algumas que não batiam com o tom da minha pele e fiquei com o rosto manchado.

Começamos a gravar e a apresentadora, Paola de Orleans e Bragança, decidiu que, excepcionalmente na minha gravação, ela não dividiria a tela comigo. Ela preferiu evidenciar apenas o meu corpo sem o braço direito e minha história, pois ela atuaria como uma entrevistadora por trás das câmeras. Pensei: *Logo hoje que não tô num dia bom?!*

Quando o vídeo ficou pronto para ser compartilhado, assisti e me odiei nele. Antes de mim, a apresentadora havia compartilhado vídeos de pessoas famosas que também participaram do projeto. Achei-me horrorosa e que tinha falado coisas que não deveria expor. Como eu estava exausta, com os hormônios bombando por conta da amamentação, e a conversa gravada foi longa, acabei fazendo vários desabafos, como se estivesse com uma grande amiga.

Para a surpresa geral, foi o meu vídeo, em um dia péssimo para mim e com a cara manchada, que viralizou, batendo 20 milhões de visualizações! O projeto teve uma guinada, assim como eu e a minha carreira também. Passei meses tentando entender aquele fenômeno e porque justamente aquele vídeo teve tanto efeito.

Hoje sei que aquilo aconteceu porque eu estava vivendo e falando verdades que não falaria em um dia comum, se eu estivesse bem. Hoje vejo que a vulnerabilidade que me acometeu naquele dia valeu ouro. Sem preocupações com minha aparência ou com o que todos iam pensar a meu respeito, eu brilhei porque estava vivendo a minha verdade nua e crua diante das câmeras.

E aqui trago um ponto curioso, porém com muito sentido: as pessoas que podem nos criticar e julgar também percebem quando algo verdadeiro está diante de seus olhos, porque a verdade sensibiliza, toca delicadamente no coração de todos. Afinal, todo mundo, bem lá no fundo, admira quem se expõe sem máscaras, porque gostaria de fazer o mesmo.

Do meu ponto de vista e pela minha experiência, inclusive como terapeuta, um dos maiores entraves que temos hoje em dia é o medo de críticas e julgamentos. Todos deveriam viver a sua verdade – afinal, se assim não for, até que ponto vale viver numa ilusão? –, mas a grande dificuldade vem do medo de se expor e da opinião dos outros, dos julgamentos e das críticas. Isso sempre assombrou a mente das pessoas e, com a era digital, quando as redes sociais são um grande cenário de falsas verdades, exposição e até ostentação, a opinião alheia tornou-se mais aterrorizante ainda.

Desde crianças somos educados a seguir certos protocolos, a fim de sermos amados e aceitos. Você se lembra de que, para ser um menino ou menina educados, certas coisas não poderiam ser feitas? Que "menina bonita não fala ou faz determinada coisa", ou que "menino que é homem não pode chorar"? Essas falas comuns (e sem nenhuma intenção de nos prejudicar) acabam tendo efeitos que potencializam tudo o que os moldes sociais impõe como certo, bonito, bom, ideal...

Tenho certeza de que se você pegar papel e caneta agora, ou abrir o bloco de notas do celular para fazer uma pequena lista de quatro fatores que lhe impedem de **ser você**, entre eles estará a preocupação com a opinião alheia. E não há mal algum nisso. Sabe por quê? Porque somos vítimas dessa esfera toda e é natural temermos perdas e quebras se não somos, fazemos ou seguimos os protocolos sociais. Porém, estando consciente dessa "amarra", você estará apto a trabalhar essa trava dentro de si.

Eu sempre digo às minhas pacientes, alunas, e em minhas palestras que, para mudarmos algo, estar consciente do principal empecilho que temos é o grande pontapé inicial para que a mudança entre em curso. Estando consciente do que impede essa mudança, sabemos o que precisa ser trabalhado para que ela aconteça.

Por isso sugiro que você leve a sério essa sua listinha com os quatro fatores que lhe impedem de viver a sua verdade. Parece um exercício tão simples e tão bobinho, mas é muito poderoso parar, pensar e elencá-los, pois isso pode lhe conduzir a muitas reflexões e soluções inesperadas, acredite!

Ao avaliar os pontos que explicam seu medo da opinião alheia, você vai mergulhar numa retrospectiva biográfica, talvez um tanto desconfortável, mas vai ganhar força para que os impulsos do seu coração trabalhem em prol da sua verdade. Ao realmente sentir o que precisa ser feito e como deve ser feito, não há nada nem ninguém que possa boicotar isso. E saiba que, quando você brilhar, algumas pessoas podem se sentir ofuscadas e se incomodar. Mas muitas outras vão se conectar com sua luz! E assim nos tornamos também, e sem pretensão, caminhos de inspiração para que mais pessoas vivam suas verdades e brilhem.

Você já parou para refletir porque ainda não fez, viveu ou assumiu certas verdades suas? Só a sua opinião sobre si deve ser considerada quando o assunto é a sua felicidade!

KAREEMI é jornalista, pesquisadora e palestrante internacional. Criou o método Ginecologia Emocional® que hoje está presente em 33 países. Autora do *long-seller Viva com leveza* (Gente, 2018) e do best-seller *O poder dos ciclos femininos* (Gente, 2023). Sua trajetória no desenvolvimento humano se iniciou a partir de uma virada inesperada quando, em 2011, sofreu um grave acidente que deixou graves sequelas, especialmente a perda do braço direito. Desde então ela leva mensagens de inspiração através da aceitação e da reinvenção em todo seu trabalho, motivando milhares de pessoas em seus eventos, palestras e nas redes sociais.

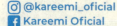

Contatos
@kareemi_oficial
Kareemi Oficial
Kareemi

Ter paciência e amorosidade consigo no processo é fundamental. Cada coisa tem seu tempo. E cada pessoa tem seu processo.

CONCLUSÃO

Cada ser humano é único, irrepetível e precioso. E cada vida tem um imenso valor e um propósito essencial, que é viver com autenticidade, de maneira intensa, verdadeira e plena.

Essa mensagem emergiu com intensidade das páginas deste livro e de seus autores que, de coração limpo, generoso e aberto, compartilharam sua essência, experiências, dores e alegrias, desafios e conquistas.

Cada autor, de maneira única, revelou como a jornada em direção à verdade e à autenticidade é não apenas possível, mas gratificante e necessária para uma vida plena, para o sentimento de autorrealização, de merecimento e para desenvolver um senso de coerência. Isso inclui a alegria de compartilhar e de criar conexões significativas e relacionamentos felizes.

À medida que mergulhamos na leitura das palavras profundas e apaixonantes dos autores e em suas emoções, encontramos reflexos das nossas próprias emoções, nossa solidão, incerteza, raiva, insegurança, medo de falhar, de não conseguir, medo do abandono, de amar e sofrer, mas também a vontade de conseguir, de conquistar, a força de realizar, a determinação de alcançar nossos objetivos, a capacidade de sermos autênticos.

Conforme avançamos a leitura, aos poucos, nosso coração se abriu à possibilidade de sermos quem somos, sentiu a alegria de viver a própria verdade, a capacidade de realizar a vida na sua plenitude, de abraçar a essência, de realizar o propósito e criar espaços de realização e amor.

O caminho da autenticidade e de viver a própria verdade é o caminho para a realização do ser humano. A palavra autenticidade, na sua raiz etimológica, vem de *autòs* (si mesmo) e *entòs* (dentro),[42] o que significa que ser autêntico se refere a viver a nossa verdadeira interioridade e, nesse sentido, cada autor nos presenteou com valiosas reflexões de sabedoria, importantes aprendizados e incríveis lições de experiências de vida.

Eles não apenas compartilharam como superaram dificuldades e desafios, mas também nos ofereceram a lição mais importante: o escopo essencial, a razão profunda, a direção necessária para encontrar o sentido do próprio viver e da própria jornada: a capacidade de amar a si mesmo e a coragem de viver a própria unicidade. Quando permitimos que a luz da nossa verdade brilhe, ela ilumina a escuridão dos labirintos da vida, revelando novos caminhos e oportunidades de escolha.

A cada capítulo, encontramos uma visão transformadora que permite dar dimensão e impulso evolutivos ao nosso viver. O nosso sentir se abre, percebendo a nossa própria verdade, experimentando o sabor da nossa autenticidade e o entusiasmo e a gratidão de sermos quem somos.

É possível superar aquele incômodo sentimento de estranhamento e distância de nós mesmos, de não aceitação, de não reconhecimento, de autocrítica cruel que nos congela e nos deixa tristes e insatisfeitos. Podemos dizer com determinação um decidido: "BASTA"!

"Basta, pois não é assim que desejo viver. Quero resgatar a mim mesmo, reconstruir minha identidade de maneira genuína, verdadeira e completa. Quero reencontrar minha força interior, reunir todas as minhas partes internas, amando-as em suas forças e fragilidades, para caminhar pela vida com a coragem de ser eu mesmo, dando voz aos meus sentimentos, objetivos e desejos."

Que a luz da sua verdade brilhe intensamente e ilumine sua jornada!

Eduardo Shinyashiki e Kareemi

---

42 AUTENTICITÀ. *In:* **Wikipédia**. Disponível em: https://it.wikipedia.org/wiki/Autenticit%C3%A0. Acesso em: 3 out. 2023.

Este livro foi impresso
pela Gráfica Terrapack
em papel pólen bold 70g
em novembro de 2023.